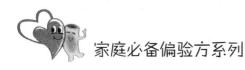

家庭必备偏验方系列

高血压偏验方

主编 郑 芳

U0207057

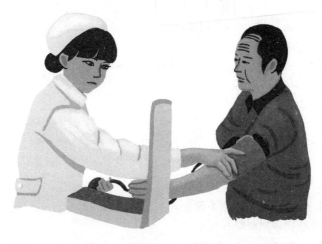

中国医药科技出版社

内 容 提 要

本书引用、收集了民间流传、医家常用，以及一些报刊、书籍所载的治疗高血压的偏验方，并以中医药理论为依据，以辨证论治为原则，去粗存精，每方包括组成、制法用法和功效主治。其内容丰富，用料采集方便，制作介绍详细，用法明确。可供基层医师及中医药爱好者参考阅读。

图书在版编目（CIP）数据

高血压偏验方 / 郑芳主编 . — 北京：中国医药科技出版社，2017.5
（家庭必备偏验方系列）
ISBN 978-7-5067-9102-1

Ⅰ . ①高… Ⅱ . ①郑… Ⅲ . ①高血压－土方－汇编 ②高血压－验方－汇编 Ⅳ . ① R289.51

中国版本图书馆 CIP 数据核字（2017）第 034682 号

美术编辑 陈君杞
版式设计 也　在

出版　中国医药科技出版社
地址　北京市海淀区文慧园北路甲 22 号
邮编　100082
电话　发行：010－62227427　邮购：010－62236938
网址　www.cmstp.com
规格　880×1230mm $\frac{1}{32}$
印张　5
字数　108 千字
版次　2017 年 5 月第 1 版
印次　2020 年 3 月第 2 次印刷
印刷　三河市百盛印装有限公司
经销　全国各地新华书店
书号　ISBN 978-7-5067-9102-1
定价　**25.00 元**

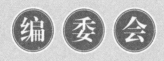

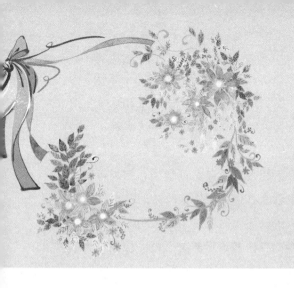

前　言

古人有"千方易得，一效难求"的说法。《内经》有"言病不可治者，未得其术也"。"有是病，必有是药（方）"。对于一些家庭常见疾病，一旦选对了方、用对了药，往往峰回路转，出现奇迹。

本丛书包括：呼吸疾病、消化疾病、糖尿病、高血压、心血管疾病、高脂血症、痛风、肝病、肾病、肿瘤、风湿性疾病、男科疾病、妇科疾病、儿科疾病、美容养生、失眠、疼痛、五官科疾病，共计18分册。每册精选古今文献中偏验方几百首，既有中药内服偏验方，又有中药外用偏验方和食疗偏方。每首偏验方适应证明确，针对性强，疗效确切，是家庭求医问药的必备参考书。

本套丛书引用、收集了民间流传、医家常用以及一些报刊、书籍所载的偏验方，并以中医药理论为依据，以辨证施治为原则，依托中医证型，进行分门别类，去粗存精，避免了众方杂汇、莫衷一是的弊端，使之更加贴近临床，贴近患者，贴近生活，以期达到读之能懂、学以致用、用之有效的目的。

本书收载了大量治疗高血压的有效中药内服偏验方、食疗偏方和中药外用偏验方，每方包括组成、制法用法和功效主治。其内容丰富，用料采集方便，制作介绍详细，用法明确。

需要提醒的是，偏验方只是辅助治疗的手段，并且因患者病情分型不同，治疗也会大相径庭，若辨证错误，结果可能会适得其反。所以，强烈建议读者在使用书中偏验方时务必在医生指导下使用，并且使用时间的长短由医生来决定。由于我们的水平和掌握的资料有限，书中尚存一些不尽善美之处，敬请广大读者批评指正。

编者

2016 年 10 月

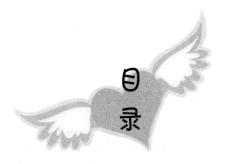

目 录

第一章 中药内服偏验方 / 1

第二章 食疗偏方 / 12

第二节　合并症食疗偏方　／　83

一、合并糖尿病　／　83

第三章　中药外用偏验方 / 133

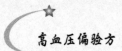

第一章 中药内服偏验方

　　血压是指血液在血管内流动，对血管壁产生的侧压力，用血压计在肱动脉上测得的数值来表示，以 mmHg 或 kPa 为单位，这就是血压。平时说的血压包含收缩压和舒张压。收缩压是指心脏在收缩时，血液对血管壁的侧压力；舒张压是指心脏在舒张时，血液对血管壁的侧压力。医生记录血压时，如为 120/80mmHg，则 120mmHg 表示收缩压，80mmHg 表示舒张压。

　　收缩压与舒张压之间的压差值称为脉压。正常值为 30~40mmHg，脉压大于 60mmHg 称之为脉压过大，小于 20mmHg 称之为脉压过小。

　　在未服用抗高血压药物的情况下，收缩压 ≥ 140mmHg 和（或）舒张压 ≥ 90mmHg 为高血压。收缩压 ≥ 140mmHg 和（或）舒张压 < 90mmHg 单列为单纯性收缩期高血压。患者既往有高血压史，目前正在服用抗高血压药物，血压虽然低于 140/90mmHg，亦应该诊断为高血压。

　　世界卫生组织规定，收缩压为 140~149mmHg（18.7~19.8kPa），舒张压为 90~94mmHg（12.0~12.5kPa），为正常高值血压。正常高值血压在临床上有其重要性，因为它常见而且是高血压的重要预报因子。大量研究表明，正常高值血压发展成确定性高血压的人数至少是正常血压发展成确定性高血压人数的 2 倍。

高血压根据血压水平的高低又分为三级：1 级高血压（轻度）：收缩压 140~159mmHg 和（或）舒张压 90~99mmHg；2 级高血压（中度）：收缩压 160~179mmHg 和（或）舒张压 100~109mmHg；3 级高血压（重度）：收缩压 ≥ 180mmHg 和（或）舒张压 ≥ 110mmHg；单纯收缩期高血压：收缩压 ≥ 140mmHg，而舒张压 <90mmHg。

若患者的收缩压与舒张压分属不同的级别时，则以较高的分级为准。单纯收缩期高血压也可按照收缩压水平分为 1、2、3 级。高血压又分原发性高血压和继发性高血压两种。

原发性高血压即高血压病，其发病机制学说很多，但真正的病因目前尚未完全阐明，其发生与基因遗传及周围环境有关，我们把这一类高血压称为原发性高血压，它是一种独立的疾病，故又称为高血压病。临床上以动脉血压升高为主要表现。高血压病患者需终身服药治疗，才能有效地控制血压和防止并发症。

继发性高血压又称症状性高血压，是指继发于某一种疾病或某一种原因之后发生的血压升高，应用现代医学技术能够找到其发病原因，其中大多数可通过手术等治疗技术去除病因而使其高血压得到治愈。例如继发于急、慢性肾小球肾炎，肾盂肾炎，肾动脉狭窄等肾脏疾病之后的肾性高血压，继发于嗜铬细胞瘤、甲状腺功能亢进症、原发性醛固酮增多症等内分泌疾病之后的内分泌性高血压，继发于脑炎、脑瘤等疾病之后的神经源性高血压，以及机械性血流障碍性高血压、妊娠高血压综合征和其他原因引起的高血压。此外，中毒、服用某些药物，如口服避孕药、长期大剂量服用泼尼松等都可引起血压增高。由于这些高血压都是继发于某种明确的疾病或某一原因之后，故称为继发性高血压或症状性高血压。

虽然高血压病是西医学的病名,传统中医学文献中没有高血压病这一病名,但这并不等于中医对这一疾病没有认识。其实,根据高血压病的临床表现来看,它当属于中医的"眩晕""头痛"等病证范畴,中医早已对其病因病机有较深刻的认识。中医学认为,本病的发生多由于长期的精神紧张、忧愁思虑、急躁多怒、起居失常、饮食不节等因素,导致肝、肾、心、脾等脏腑的阴阳平衡失调所致,尤以肝肾的阴阳平衡失调为发病的关键。

根据中医对高血压病的长期临床研究,一般将其分为肝火亢盛、阴虚阳亢、肝阳上亢、阴阳两虚、肝肾阴虚、痰湿内蕴、心脾两虚、气滞血瘀、风痰阻络等证型。

1. 肝火亢盛型

多见头晕胀痛,耳鸣如潮,面红目赤,口苦口干,烦躁易怒,溲黄便秘,舌红苔黄,脉弦数等症。

2. 阴虚阳亢型

多见头晕头痛,烦躁易怒,失眠健忘,腰膝酸软,口燥咽干,两目干涩,视物模糊,肢麻,或见手足心热,颧红盗汗,舌红少苔,脉细数或弦细等症。

3. 肝阳上亢型

多见头晕胀痛,面红目赤,目胀耳鸣,急躁易怒,失眠多梦,尿黄便秘,舌红苔黄,脉弦数有力等症。

4. 阴阳两虚型

多见头晕眼花,精神萎靡,失眠健忘,腰膝酸软,面色少华,间有烘热,神疲乏力,四肢不温,形寒怯冷,阳痿遗精,大便溏薄,夜尿频数,舌质淡,脉沉细无力等症。

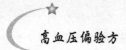

5. 肝肾阴虚型

多见头晕目眩，双目干涩，五心烦热，腰腿酸软，口干欲饮，失眠或入睡易醒，尿黄，便干，舌红苔少，脉弦细数等症。

6. 痰湿内蕴型

多见头晕头重，胸脘满闷，恶心欲呕，心悸时作，肢体麻木，胃纳不振，尿黄，便溏不爽，舌淡红，苔白腻，脉沉缓等症。

7. 心脾两虚型

多见不易入睡，或睡中多梦，易醒，醒后再难入睡，或兼心悸、心慌、神疲、乏力、口淡无味，或食后腹胀，不思饮食，面色萎黄，舌质淡，舌苔薄白，脉象缓弱等症。

8. 气滞血瘀型

多见头晕肢麻，倦怠乏力，活动欠灵，胃纳呆滞，动则气短，日轻夜重，甚至半身麻木，小便失禁，舌质暗红，边有瘀点，脉弦涩等症。

9. 风痰阻络型

多见半身不遂，口舌歪斜，言语謇涩或不语，偏身麻木，头晕目眩，痰多而黏，舌质暗淡，舌苔薄白或白腻，脉弦滑等症。

龙胆钩藤汤

【组成】钩藤（后下）15g，龙胆草、山栀子、黄芩、生地、菊花、白芍各 10g。

【制法用法】用水 1000ml，先煎龙胆草等药，后下钩藤（钩藤煎 10 分钟左右即可），煎取 450ml。每日 1 剂，分早、午、晚 3 次，空腹服用。

【功效主治】清热平肝，息风定惊。适用于肝火亢盛型高血压患者。

夏枯草汤

【组成】夏枯草、草决明各 10g，苦丁茶 5g。

【制法用法】用水 1000ml，煎取 300ml。每日 1 剂，分早、晚 2 次，空腹服用。

【功效主治】清泻肝火。适用于肝火亢盛型高血压患者。

桑叶菊花饮

【组成】桑叶、菊花各 15g。

【制法用法】用水 600ml，煎取 300ml。分早、晚 2 次，空腹服用。每日或隔日 1 剂。

【功效主治】平肝泻火。适用于肝火亢盛型高血压患者。

平肝降压汤

【组成】石决明（先煎）30g，夏枯草、生地、白芍、泽泻各 15g，柴胡 10g，生大黄 6g。

【制法用法】用水 1000ml，先煎石决明约 10 分钟，后下夏枯草等药，煎取汁 400ml。每日 1 剂，分早、晚 2 次，空腹服用。

【功效主治】平肝潜阳，清肝祛火。适用于肝火亢盛型高血压患者。

清肝汤

【组成】山栀子、丹皮、白芍、当归各 15g，川芎、柴胡各12g。

【制法用法】用水 800ml，煎取 300ml。每日 1 剂，分早、晚2 次，空腹服用。

【功效主治】清热泻火平肝。适用于肝火亢盛型高血压患者。

夏芩降压汤

【组成】夏枯草 15g，杜仲、黄芩各 10g，白芍 9g。

【制法用法】用水 600ml，煎取汁 200ml。每日 1 剂，分早、晚 2 次，空腹服用。

【功效主治】清泻肝火。适用于肝火亢盛型高血压患者。

牡蛎石决明汤

【组成】生牡蛎（先煎）、石决明各 15g，白芍、牛膝各 7.5g，钩藤（后下）6g，莲须 4.5g，莲子心 3g。

【制法用法】用水 800ml，先煎石决明、生牡蛎约 10 分钟后，再入白芍等药，最后下钩藤煎 5 分钟，取汁 300ml。每日 1 剂，分早、晚 2 次，空腹服用。

【功效主治】滋阴潜阳平肝。适用于阴虚阳亢型高血压患者。

寄生地龙汤

【组成】桑寄生 30g，地龙 10g。

【制法用法】用水 500ml，煎取汁 250ml。每日 1 剂，分早、晚 2 次，空腹服用。

【功效主治】益肝肾，平肝阳。适用于阴虚阳亢型高血压患者。

生地玄参汤

【组成】生地黄 30g，酸枣仁 15g，夏枯草、玄参各 9g，红枣 3 枚。

【制法用法】上药同入锅内，加清水 6 杯，用小火煮，煮至 3 杯水后即成。每日 1 剂，分次饮用。

【功效主治】滋阴清热祛肝火。适用于阴虚阳亢型高血压患者。

一味钩藤饮

【组成】钩藤 30g。

【制法用法】用水 400ml，煎 5~10 分钟，取汁。每日 1 剂，分早、晚 2 次，空腹服用。

【功效主治】清热平肝。适用于肝阳上亢型高血压患者。

野菊钩藤汤

【组成】野菊花、益母草、桑枝各 15g，钩藤（后下）10g，苍耳子 5g。

【制法用法】用水 800ml，先煎野菊花等药，后煎钩藤 5~10 分钟，取汁 300ml。每日 1 剂，分早、晚 2 次，空腹服用。

【功效主治】平肝潜阳，清肝火。适用于肝阳上亢型高血压患者。

土牛膝钩藤汤

【组成】猪笼草 30g，糯稻根、土牛膝、钩藤（后下）各 7.5g。

【制法用法】用水 800ml，先煎土牛膝等药，后煎钩藤 5~10 分钟，取汁 300ml。每日 1 剂，分早、晚 2 次，空腹服用。

【功效主治】清热息风，平肝。适用于肝阳上亢型高血压患者。

杜仲肾气汤

【组成】熟地黄 15g，山萸肉、茯苓、熟附子（先煎）、枸杞子、杜仲各 10g，肉桂末（冲服）2g。

【制法用法】用水 1500ml，先煎熟附子 30 分钟，再入熟地黄等药，取汁 400ml。每日 1 剂，分早、晚 2 次，空腹服用。每次服用时冲肉桂末 1g。

【功效主治】补益肝肾，育阴潜阳。适用于阴阳两虚型高血压患者。

二仙饮

【组成】仙茅、淫羊藿各 10g，巴戟天 15g，知母 10g，红糖、白糖各 20g。

【制法用法】前 4 味水煎后去滓，取滤液，在滤液中加红糖、白糖煮一二沸即成。早、晚各服 30~50ml。

【功效主治】补肾助阳，益精血。适用于阴阳两虚型高血压患者。

七子汤

【组成】决明子 20g，女贞子 15g，枸杞子、菟丝子、沙苑子、桑椹子各 12g。

【制法用法】用水 800ml，煎取汁 300ml。每日 1 剂，分早、晚 2 次，空腹服用。

【功效主治】滋阴补肾养肝。适用于肝肾阴虚型高血压患者。

补血汤

【组成】当归、枣仁、茯神各 15g，山药、莲子、白芍各 12g，甘草 10g。

【制法用法】用水 1000ml，煎取汁 400ml。每日 1 剂，分早、晚 2 次，空腹服用。

【功效主治】宁心安神，补血养血。适用于心脾两虚型高血压患者。

增损四物汤

【组成】当归、党参各 15g，川芎、白芍各 12g，干姜、甘草各 10g。

【制法用法】用水 800ml，煎取汁 300ml。每日 1 剂，分早、晚 2 次，空腹服用。

【功效主治】补血行气。适用于心脾两虚型高血压患者。

定志汤

【组成】茯苓、党参各 15g，远志、菖蒲各 12g，甘草 10g。

【制法用法】用水 800ml，煎取汁 300ml。每日 1 剂，分早、晚 2 次，空腹服用。

【功效主治】宁心安神，通经清心。适用于心脾两虚型高血压患者。

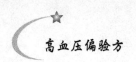

桃红四物汤

【组成】地黄 15g，当归、川芎、白芍各 12g，桃仁、红花各 10g。

【制法用法】用水 800ml，煎取汁 400ml。每日 1 剂，分早、晚 2 次，空腹服用。

【功效主治】扩张血管，调节免疫功能，活血化瘀。适用于气滞血瘀型高血压患者。

五虎追风散

【组成】蝉蜕、天麻、全蝎、僵蚕各 12g，胆南星 10g，朱砂 0.3g（分装 2 个胶囊，冲服）。

【制法用法】用水 800ml，煎取汁 300ml。每日 1 剂，分早、晚 2 次，空腹服用。每次冲服朱砂胶囊 1 粒。

【功效主治】祛风痰，止痉抽。适用于风痰阻络型高血压患者。

玉真散

【组成】白芷 15g，防风、天麻各 12g，胆南星、羌活、白附子各 10g。

【制法用法】用水 800ml，煎取汁 300ml。每日 1 剂，分早、晚 2 次，空腹服用。

【功效主治】祛风化痰。适用于风痰阻络型高血压患者。

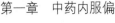

小贴士

高血压患者日常应注意的事项

高血压患者为稳定病情，防止意外，在日常生活中，除应养成良好的起居规律外，还应在下述多个方面加以注意。

1. 活动行走防跌倒

高血压患者日常活动要特别注意安全，如走路、上下楼梯、上下汽车、骑车、上下床、如厕等，都要小心谨慎，沉着稳重，时时注意脚下状况，以防跌倒发生意外。特别是在雨天路滑、路面积雪、结冰、坑凹不平时，或在人多拥挤、车多嘈杂的场所，更须注意。若患者病情较重，或年老行动不便，外出活动时最好有家人陪同，以防意外。

2. 体位变化更宜缓慢

急剧的体位变化易引起血压的波动，导致头晕眼花等不适症状，甚至摔倒，发生危险。因此，高血压患者在变更体位时，宜缓慢而不宜急剧，如蹲着、坐着或弯腰干活时，不宜猛然直立站起；躺着时不宜猛然坐起。

3. 观看电视要节制

有些高血压患者，特别是很多退休的老年患者，平时没有什么工作，也没有其他兴趣爱好，于是就一天到晚在家看电视，结果不仅损害视力，而且还造成体力下降。有的还因节目的影响，特别是观看惊险节目、竞争激烈的体育比赛节目等，会使血压急剧上升，甚至并发脑出血、心肌梗死等病症，危及生命。

第二章 食疗偏方

第一节 单纯高血压食疗偏方

一、汤类偏方

玉竹鱼头汤

【组成】大鱼头1个（约400g），玉竹50g，佐料适量。

【制法用法】玉竹洗净用清水浸片刻，滤去水后放入炖盅内。大鱼头去鳃剖为两半洗净，抹去水。用油起锅，放入大鱼头煎至两面呈金黄色，溅入绍酒，取起，把鱼头放入炖盅里，加入盐、味精、姜片及沸水750ml，放入蒸笼中炖30分钟，取出，去掉姜片，撒入胡椒粉即成。每日1次，温热服食。

【功效主治】滋阴补肾，定眩。适用于高血压患者。

番茄绿豆鹌鹑蛋汤

【组成】番茄250g，绿豆150g，鹌鹑蛋20个，佐料各适量。

【制法用法】番茄洗净切片，鹌鹑蛋煮熟去壳。将绿豆淘洗净后，和生姜、蒜一起加入约 2000ml 的沸水锅中煮半小时左右，待绿豆裂口熟软时，再将番茄和鹌鹑蛋放入，煮沸片刻，加入盐、味精即可。喝汤，鹌鹑蛋取出另用酱油、味精、香油、葱花调料蘸食。

【功效主治】养肝清火。适用于高血压患者。

凤尾海带汤

【组成】凤尾草、海带各 25g，盐适量。

【制法用法】凤尾草洗净，海带浸软后切段。砂锅内放 1000ml 清汤，用料一起放入，煮至 500ml，调味即可。吃菜喝汤。

【功效主治】益肝补肾，清热利湿。适用于高血压患者。

三耳汤

【组成】银耳、黑木耳、侧耳（干品）各 10g，冰糖 30g。

【制法用法】将银耳、黑木耳、侧耳泡发、洗净，放入碗内，加冰糖和水适量，上屉蒸 1 小时即可食用。吃菜喝汤。

【功效主治】滋阴补肾润肺。适用于高血压、血管硬化等病症患者。

芹笋麦冬汤

【组成】麦冬（先蒸熟）10g，芹菜、嫩竹笋各 150g，佐料各适量。

【制法用法】芹菜洗净，切成 1.5cm 长的段，嫩竹笋洗净切片。油入锅烧至七成热，将芹菜、竹笋、麦冬入油锅翻炒一下，加水煮开，加盐、味精调味即成。吃菜喝汤。

【功效主治】养阴清热，降低血压。适用于高血压患者。

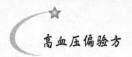

五味排骨降压汤

【组成】番茄1个，海带50g，洋葱1个，绿豆100g，紫菜10g，猪排骨250g，酱油、醋、盐、味精各适量。

【制法用法】将紫菜在温水中浸软，并洗净；排骨洗净并剁成小块；洋葱去皮切丝；海带洗净，在醋水中浸软，切成小段；番茄洗净切片入碗；绿豆洗净。除番茄、洋葱及调料外，其余均一起入锅，加水旺火煮沸后改文火煨至排骨、绿豆熟软加入洋葱。继续再煮沸将番茄放入，同时捞出排骨，煮片刻调入盐和味精即成。排骨调入盐、酱油、味精。佐餐食用。

【功效主治】降压消食。适用于高血压患者。

鸭肉菊花汤

【组成】鸭肉250g，菊花12g，荷叶1张，芹菜200g，白糖适量。

【制法用法】将菊花、荷叶洗净，芹菜煎汁去渣，再同鸭肉、白糖共炖熟即可。吃肉喝汤。

【功效主治】清热降压。适用于高血压患者。

伞鸭心汤

【组成】鸭心10个，水发玉兰片25g，水发冬菇10g，水发木耳50g，黄瓜15g，酱油、盐、姜汁、料酒、味精各适量。

【制法用法】鸭心去蒂，洗净血水，一切两瓣，每瓣从内面（即刀口一面）斜片几刀，再换个方位也斜片几刀，将鸭心片成薄片而不断皮。将玉兰片切成长方形片，冬菇改十字，黄瓜亦切长片，木耳大的改小待用。汤锅置火上，放入高汤。把鸭心放入汤碗中，加入料酒、酱油抓匀，下入汤锅内，煮至八成熟捞出，倒入大汤碗内的玉兰片上。去净汤内浮沫，放入冬菇、木耳、黄瓜片、姜汁、盐、味精，待汤开后，起锅盛入大汤碗内即成。吃菜喝汤。

【功效主治】提神解腻，降压醒脑。适用于高血压患者。

鲤鱼山楂鸡汤

【组成】山楂片 25g，鸡蛋 1 个，鲤鱼 1 条，面粉 150g，佐料各适量。

【制法用法】将鲤鱼去鳞、鳃及内脏，洗净切块，加入料酒、盐渍 15 分钟。将面粉加入清水和白糖适量，打入鸡蛋搅和成糊，将鱼块下入糊中浸透，取出后沾上干面粉，下入爆姜片的温油锅中翻炸 3 分钟捞起。山楂片加入少量水，上火溶化，加入调料及生面粉糊少量，制成芡汁水，倒入炸好的鱼块煮 15 分钟，撒上葱段、味精即成。吃菜喝汤，每日分 2 次食完。

【功效主治】健脾利水，降压消食。适用于高血压患者。

芹枣降压汤

【组成】鲜芹菜（带根）100g，大枣 10 颗，冰糖适量。

【制法用法】将大枣洗净去核。鲜芹菜洗净、切碎，用榨汁机取汁入锅，然后加入大枣、冰糖煮至枣熟软即成。吃菜喝汤。

【功效主治】平肝利水降压。适用于高血压患者。

芹菜枣仁汤

【组成】鲜芹菜 90g，酸枣仁 9g。

【制法用法】将芹菜洗净切段，同酸枣仁一起放入锅中，加适量水共煮为汤。睡前饮服。

【功效主治】平肝清热，养心安神。适用于高血压等病症患者。

冬瓜红枣肉丸汤

【组成】猪前胛肉 250g，鸡蛋 1 个，米冬瓜 500g，豆粉 10g，蒜、花椒油、红枣（干、去核）、胡椒粉、盐、味精、生姜各适量。

【制法用法】米冬瓜去皮、瓤和籽后洗净，切成 5cm 长、3cm 宽的块；猪肉去骨洗净，切条绞烂后放入碗内，加鸡蛋、豆粉、盐和胡椒粉调匀码味。鲜汤入锅，沸后加入冬瓜、红枣、生姜和蒜，煮 20~30 分钟，待冬瓜熟软，再将调好味的肉馅团成肉丸下锅中，起锅时放花椒油和味精。吃菜喝汤。

【功效主治】健脾开胃，利尿消肿。适用于高血压等病症患者。

海带绿豆汤

【组成】绿豆 150g，海带 60g，冰糖 20g。

【制法用法】绿豆洗净，海带在淡醋水中浸软后洗净切条，一起放砂锅内，加适量水，旺火煮沸后用文火煨至豆烂、海带软，加入冰糖溶化即成。吃菜喝汤。

【功效主治】养阴清热，降压利尿。适用于高血压患者。

蘑菇红参肉丸汤

【组成】猪肉 250g，鲜蘑菇 200g，红参（研末）4g，鸡蛋 2 个，豆粉 10g，佐料各适量。

【制法用法】蘑菇洗净切瓣；肉去皮后洗净切条绞烂，加豆粉、鸡蛋、红参、胡椒粉、盐和适量水调匀。锅中加鲜汤，沸后下蘑菇、蒜煮片刻，将肉馅团成肉丸入锅，煮熟透后下味精调味。辣椒油、花椒油、味精调料供肉丸蘸食。红参粉也可不加入肉丸，用汤伴食。

【功效主治】降压利尿。适用于高血压患者。

竹荪口蘑汤

【组成】水发竹荪、水发口蘑各 30g，绿叶菜 20g，鸡汤 500ml，盐、鸡油各少许。

【制法用法】竹荪、口蘑洗净，入清水中浸透。竹荪再放入开水锅中余一下，除去异味，然后捞出，切成 3cm 左右的长段；口蘑切成薄片。鸡汤入锅置火上，加盐，用大火烧开，放入余熟的绿叶菜、竹荪、口蘑片，再烧开，装入汤碗，浇上鸡油即可。每日 1 次，温热服食。

【功效主治】补气养阴。适用于高血压等病症患者。

罗布麻三丝汤

【组成】罗布麻 15g，白萝卜 200g，绿豆芽 150g，绿豆粉丝 50g，金针菜 30g，盐、味精各适量。

【制法用法】罗布麻加水煎出药汤 150ml；白萝卜去皮刨成细丝；绿豆芽摘去冠及尾；粉丝剪成 10cm 长的段；金针菜切去梗，横断为两段。炒锅放旺火上，倒入罗布麻药汤并加水至 750ml，倒入白萝卜丝、金针菜丝、粉丝，烧沸略煮后，再加入绿豆芽煮沸，调味即可。每日 1 次，温热服食。

【功效主治】清肝泻火。适用于高血压等病症患者。

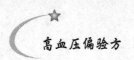

竹荪猪肝汤

【组成】竹荪 75g，猪肝 250g，鸡蛋清 2 个，佐料各适量。

【制法用法】竹荪用温水泡发 10 分钟，去根蒂洗净，横切为 2cm 长的段，每段切成 4 小片，放入清水中漂洗，然后在汤锅中氽 1~2 分钟备用。将猪肝剔去筋膜，用刀背捶成泥，盛入汤碗内，加清汤 150ml 调匀，用丝罗滤取肝汁，下葱段和拍好的姜入肝汁浸泡 5 分钟，然后取出，再下入两个蛋清，用盐、胡椒粉、料酒调匀，上笼用旺火烧沸后蒸 10 分钟左右，使肝汁浓缩成肝膏。锅置火上，下清汤 850ml，加盐、胡椒粉、料酒调匀烧沸，下入竹荪，加味精煮成汤汁。将蒸好的肝膏取出，扣入竹荪汤内即成。每日 1 次，温热服食。

【功效主治】降低血压，降低胆固醇。适用于高血压、高脂血症等病症患者。

竹笋里脊汤

【组成】银耳 10g，枸杞、猪里脊肉、竹笋和胡萝卜各 30g，黄瓜 1 根，鸡汤、佐料各适量。

【制法用法】银耳用温水泡发洗净；猪肉切丝，并用淀粉拌和；竹笋、胡萝卜和黄瓜洗净切丝。将上料放入鸡汤中旺火烧开，改小火炖 30 分钟，再加入枸杞煮沸，勾芡即成。每日 1 次，温热服食。

【功效主治】滋补肝肾，降糖降压。适用于高血压、冠心病、糖尿病等病症患者。

天麻菊花兔肉汤

【组成】兔肉 200g，制天麻 15g，菊花 30g，生姜、盐、味精各适量。

【制法用法】将兔肉洗净，切块，用开水焯去血水；天麻、菊花分别洗净。将以上用料一起放入炖盅内，加开水适量，加盖用文火隔水炖2小时，调味供用。每日1次，温热服食。

【功效主治】清肝息风。适用于高血压等病症患者。

杜仲夏枯草瘦肉汤

【组成】猪瘦肉250g，杜仲、夏枯草各30g，红枣4~5颗，生姜、盐、鸡精各适量。

【制法用法】将瘦肉洗净切块，杜仲、夏枯草、红枣（去核）分别洗净，与瘦肉、生姜一起放入砂锅内，加清水适量，武火煮沸后改用文火煲2小时，调味供用。每日1次，温热服食。

【功效主治】补肝肾，清肝火。适用于高血压等病症患者。

粉葛洋参汤

【组成】粉葛120g，怀山药45g，洋参、山萸肉、鸡内金各9g，双钩藤3条。

【制法用法】将粉葛用水洗净，切成长条状，连同其他药材一起放进砂锅，加8碗水煎煮，煮至2碗便可。每日1次，温热服食。

【功效主治】补肝养阴，降压降糖。适用于高血压、糖尿病等病症患者。

杜仲罗布麻鹌鹑汤

【组成】鹌鹑1只，枸杞30g，杜仲15g，罗布麻10g，盐、味精各少许。

【制法用法】将鹌鹑宰杀干净，取肉切块，与杜仲、罗布麻（布包）、枸杞同入锅中，加水炖煮约2小时，调味。弃药包，吃肉喝汤，枸杞可嚼食。每日1次，温热服食。连用3~5日为一疗程。

【功效主治】补肾养肝，降压明目。适用于高血压等病症患者。

白果荷叶猪肝汤

【组成】猪肝600g，白果肉80g，鲜荷叶1张，腐竹100g，薏苡仁25g，红枣50g，陈皮8g，料酒、姜末、盐、香油、酱油各适量。

【制法用法】将猪肝洗净，加适量料酒、姜末、盐和匀码味；腐竹洗净发涨，切成短节，与猪肝共入沸水锅中煮一段时间，然后下白果、红枣、薏苡仁、陈皮，用小火煨至猪肝烂软，再将洗净的鲜荷叶覆盖锅上煨15分钟左右。食时将猪肝切块，用酱油、味精、香油调料蘸食。汤中加适量盐调味饮用。每日1次，温热服食。

【功效主治】营养滋补，安神健身。适用于高血压患者。

杜仲鲍鱼水鸭汤

【组成】鲍鱼、水鸭各1只，杜仲、百合、枸杞各20g，陈皮10g，盐少许。

【制法用法】鲍鱼去壳取肉，去污秽粘连部分，洗净，切成片状。水鸭宰杀干净，斩件。枸杞和陈皮洗净。瓦煲内加入清水，用猛火煲至水沸后放入上料，改用中火继续煲3小时，加少许盐调味即可。每日1次，温热服食。

【功效主治】健脾开胃，滋阴补肾。适用于高血压患者。

首乌天麻龟肉汤

【组成】乌龟1只，制何首乌、枸杞各30g，制天麻15g，生姜4片，盐、味精各少许。

【制法用法】乌龟活杀，去内脏，洗净斩件，用开水焯过；首乌、天麻、枸杞、生姜分别洗净。将以上用料一起放入砂锅内，加清水适量，武火煮沸后改用文火煲2小时，加盐、味精调味供用。每日1次，温热服食。

【功效主治】滋阴养血，平肝息风。适用于高血压患者。

杜仲党参田鸡汤

【组成】田鸡200g，杜仲15g，党参、熟地各10g，芡实30g，猪瘦肉300g，猪腰1个，盐、味精、酱油、香油各适量。

【制法用法】田鸡破腹后去除内脏、头、脚爪洗净；猪腰去掉臊腺后洗净切片；猪瘦肉洗净后切成薄片。杜仲、熟地、芡实、党参放入砂锅内加水烧沸后下田鸡、猪腰和肉片，用小火煲1小时左右调味即可。每日1次，温热服食。

【功效主治】补肝肾，降压。适用于高血压等病症患者。

银菊山楂汤

【组成】菊花、金银花各15g，桑叶12g，生甘草10g，生山楂25g。

【制法用法】将菊花、金银花、桑叶、生甘草、山楂片分别洗净，一起放入锅内，加清水适量，用文火煎煮半小时。去渣饮汤，每日1次，温热服食。

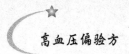

【功效主治】清热养肝。适用于高血压等病症患者。

菊花脑蛋汤

【组成】菊花脑 150g，鸡蛋 1 只，精盐、香油各适量。

【制法用法】将菊花脑拣净，保留嫩茎和叶片，洗后备用。锅置火上，加清水煮沸，磕入鸡蛋，待鸡蛋煮至芙蓉状，加入菊花脑，再煮至沸，加香油、精盐即成。当汤佐餐，随意食用。

【功效主治】清热凉血，滋阴降压。适用于高血压患者。

天麻决明海带汤

【组成】天麻 10g，决明子 30g，水发海带 100g，精盐、味精、葱花、姜末、精制植物油各适量。

【制法用法】将水发海带洗净后晾干，切成小菱形片，放入碗中。将天麻择洗干净，切成片，与拣杂后敲碎的决明子同放入砂锅中，加适量水，浓煎 30 分钟，过滤取汁。将炒锅置于火上，加精制油烧至六成热时，加葱花、姜末煸炒出香，倒入海带片，翻炒中加适量水，并调入天麻、决明子浓煎汁，拌匀，改用小火煨煮片刻，加精盐、味精拌匀即成。当汤佐餐，随意食用。

【功效主治】清热凉血，滋阴降压。适用于高血压患者。

嫩玉米豌豆苗汤

【组成】青嫩玉米尖 10 个，豌豆苗 100g，精盐、鲜汤各适量。

【制法用法】将青嫩玉米尖剥去皮，用玉米尖部最嫩部分，择去须子，用凉水洗净，切成丁放入沸水锅内，煮 2 分钟后捞出放入盘内，加鲜汤上笼蒸 6 分钟左右，取出待用。豌豆苗用沸水烫一下。鲜汤内放入精盐，盛入汤碗中，加上蒸好的嫩玉米尖丁及嫩豆苗即成。当汤佐餐，随意食用。

【功效主治】滋阴补虚，利水降压。适用于高血压患者。

二皮汤

【组成】西瓜皮、冬瓜皮各 250g，精盐、味精、精制植物油各适量。

【制法用法】将西瓜皮洗净，削去外表硬皮，切成块；冬瓜皮洗净，削去外表硬皮，切成块。炒锅置火上，倒入油烧热，加入西瓜、冬瓜皮、精盐、味精翻炒，再加入清水，煮沸后改用小火煮约 10 分钟即成。当汤佐餐，随意食用。

【功效主治】清热利尿，行滞降压。适用于高血压患者。

香菇豆苗汤

【组成】水发香菇 50g，白萝卜 250g，豌豆苗 50g，黄酒、葱花、生姜丝、精盐、鸡精、香油各适量。

【制法用法】将水发香菇洗净，切成细丝；豌豆苗择洗干净，下沸水锅中焯一下，捞出后放入碗中；萝卜洗净后去外皮，切成丝，入沸水锅中焯至八成熟。锅置火上，加一些焯豌豆苗的汤和黄酒，大火煮沸，再加葱花、生姜丝、香菇细丝、萝卜丝，煮沸后放入豌豆苗，加精盐、鸡精，再煮至沸，淋上香油即成。当汤佐餐，随意食用。

【功效主治】下气利水降压。适用于高血压患者。

绿豆百合荷叶汤

【组成】绿豆 100g，百合 50g，鲜荷叶 200g，冰糖适量。

【制法用法】将鲜荷叶洗净切碎，加水适量煎煮，去渣取汁，加入洗净的绿豆、百合，一同炖烂，加入冰糖调味即成。早晚分食。

【功效主治】平肝益气，利水降压。适用于高血压患者。

山楂玉米须汤

【组成】生山楂 15g，玉米须 50g。

【制法用法】将山楂洗净，去核，打碎，与洗净的玉米须一同放入砂锅中，加水适量，大火煮沸后，改用小火煨煮 30 分钟，收取汁液即成。上、下午分饮。

【功效主治】利尿消肿，活血降压。适用于高血压患者。

红枣绿豆乌梅汤

【组成】红枣 20 枚，乌梅 15g，绿豆 30g。

【制法用法】将红枣、乌梅、绿豆分别洗净，一并入砂锅内，加适量水，浓煎 2 次，每次 30 分钟，过滤，取煎汁，兑成 1000ml，小火煨煮至沸即成。每日 2 次，每次 500ml，服食时可一并嚼食红枣、乌梅。

【功效主治】泄浊，生津，降压。适用于高血压患者。

枸杞子马兰头汤

【组成】枸杞子 15g，鲜马兰头 250g，淡菜 15g，料酒、精盐、味精、香油各适量。

【制法用法】将淡菜去杂，放入温开水中浸泡 30 分钟，待其涨发后洗净，备用；将鲜马兰头择洗干净；枸杞子去杂后洗净，待用。砂锅加清水后置火上，加入淡菜，大火煮沸，加入枸杞子，烹入料酒，改用小火煨煮 30 分钟，待枸杞子煮至膨胀时，加入马兰头拌匀，继续用小火煨煮至沸，加精盐、味精拌和均匀，淋入香油即成。当汤佐餐，随意食用。

【功效主治】平肝泻火，补肾滋阴。适用于高血压患者。

木耳柿饼汤

【组成】黑木耳 5g，柿饼 30g。

【制法用法】将黑木耳用清水泡发洗净，柿饼略洗，一同入锅中，加水适量，用旺火煮沸后转用小火煮炖约 30 分钟，至黑木耳、柿饼熟烂即成。当汤佐餐，随意食用。

【功效主治】养胃止呕，健脾降压。适用于高血压患者。

灵芝黑白木耳汤

【组成】灵芝粉 20g，黑木耳 15g，银耳 15g，冰糖 10g，蜂蜜 10g。

【制法用法】将黑木耳、银耳用温水泡发，洗净后放入大蒸碗中，加适量清水，调入灵芝粉、冰糖，充分拌匀，放入蒸锅，隔水用大火蒸 45 分钟，取出蒸碗，稍凉后调入蜂蜜即成。早晚分服。吃黑木耳、银耳，喝汤。

【功效主治】滋阴补虚，养血降压。适用于高血压患者。

淡菜海米汤

【组成】淡菜 20g，海米 15g，料酒、精盐、葱花、姜末、味精、香油各适量。

【制法用法】将淡菜、海米洗净，放入温水中浸泡 30 分钟，连同浸泡液一起放入砂锅中，加适量水，先用小火煮沸，烹入料酒，加葱花、姜末，改用小火煨煮 1 小时，待淡菜、海米熟烂时，加精盐、味精、香油，充分拌匀即成。当汤佐餐，随意服食。

【功效主治】润燥祛风，平肝降压。适用于高血压患者。

菊花三鲜汤

【组成】白菊花 2 朵，猪里脊肉 40g，笋尖 35g，水发黑木耳 30g，清汤 750ml，精盐、味精、香油适量。

【制法用法】把菊花拆散，洗净；猪肉，笋尖分别切成长方形小片。取净锅注入清汤上火烧沸，下肉片汆熟捞起，放汤碗中，上撒菊花瓣；撇去汤中浮沫，加笋片、黑木耳，用精盐、味精调味烧沸，滴入香油离火，倒入汤碗中即成。当汤佐餐，随意服食。

【功效主治】平肝降压。适用于高血压患者。

番茄冬瓜汤

【组成】红熟番茄 100g，冬瓜 50g。

【制法用法】将番茄去蒂，洗净，连皮切成薄片，备用。将冬瓜洗净后切去薄皮，切成 0.5cm 厚的冬瓜块，与番茄片同入砂锅，加水适量，中火煮沸饮用。当饮料饮用，或佐餐食，量随意。

【功效主治】清火利尿降压。适用于高血压患者。

荠菜马齿苋汤

【组成】鲜荠菜 100g，鲜马齿苋 100g。

【制法用法】将鲜荠菜、鲜马齿苋分别去杂，洗净后切成小段，同放入砂锅，加水适量，中火煨煮 20 分钟即成。早晚分饮。

【功效主治】清热降压。适用于高血压患者。

苦瓜豆腐汤

【组成】苦瓜 150g，豆腐 400g，精制植物油、黄酒、酱油、香油、精盐、味精、湿淀粉各适量。

【制法用法】将苦瓜去皮，剖开去瓤、籽，洗净，切片。豆腐切成块。锅上火，放油烧热，放入苦瓜片翻炒几下，倒入沸水，推入豆腐块，用勺划开，加入精盐、黄酒、酱油调味并煮沸，用湿淀粉勾薄芡，放味精，淋上香油即成。当汤佐餐，随意食用。

【功效主治】清热平肝降压。适用于高血压患者。

三鲜冬瓜汤

【组成】冬瓜 500g，水发香菇 100g，罐头冬笋 50g，植物油、鲜汤、精盐各适量。

【制法用法】将冬瓜去瓤、去籽，洗净，刨下外皮后，切成 0.5cm 厚的冬瓜片；冬笋切成薄片；香菇去蒂，洗净，剖切成片，备用。锅置火上，加油后大火烧至七成热时，放入冬瓜片煸炒，加入鲜汤，改用中火烧 5 分钟，加入冬笋片、香菇片拌和均匀，小火烧煮至沸，加精盐，滑匀即可装入汤碗。当汤佐餐，随意服食。

【功效主治】清热平肝降压。适用于高血压患者。

二、粥类偏方

菊花粥

【组成】粳米 100g，菊花末 15g。

【制法用法】将菊花去蒂，蒸过后晒干或阴干，然后研末备用。将粳米淘净后置入砂锅内，加入适量清水，武火烧沸后改用文火熬煮，待成粥时加入菊花末稍煮即成。可作为主食，每天早晚各 1 次，温热服食。

【功效主治】清热降压。适用于高血压患者。

香菇大枣粥

【组成】水发香菇 60g，大枣 12 颗，玉米糁 100g。

【制法用法】将水发香菇去蒂，洗净，切成碎末；大枣去杂洗净。锅内加水适量，水开后放入大枣，撒入玉米糁（边撒边搅，以防结块），煮至八成熟时加入香菇末，再煮至粥熟即成。每日早晚各 1 次，温热服食。

【功效主治】益气补虚，健脾和胃。适用于高血压患者。

菠菜玉米粥

【组成】菠菜 150g，玉米糁 100g。

【制法用法】将菠菜洗净，放入沸水锅内焯 2 分钟，捞出过凉后，沥干水分，切成碎末，备用。锅内加水适量，烧开后撒入玉米糁（边撒边搅拌，以防结块），煮至八成熟时，撒入菠菜末，再煮至粥熟即成。每日早晚各 1 次，温热服食。

【功效主治】敛阴润燥。适用于高血压等病症患者。

淡菜粥

【组成】淡菜（海红）60g，大米 100g。

【制法用法】将淡菜用温水浸泡 2 小时，放入沸水锅内焯一下，捞出，掰去中间的黑心。锅内加水适量，放入淘洗干净的大米、淡菜末煮粥，熟后即成。每日 1 次，温热服食。

【功效主治】补肝肾，益精血。适用于高血压等病症患者。

冬瓜鸭肉粥

【组成】冬瓜 200g，鸭肉 150g，冬菇 15g，枸杞 8g，粳米 80g，葱段、姜丝、盐、味精、料酒各适量。

【制法用法】将粳米、枸杞分别洗净；冬瓜去皮、籽，洗净切块；冬菇泡发，洗净切片；鸭肉洗净切小块，汆水。鸭肉、姜丝先入瓦罐，注入适量沸水，煲 30 分钟后，倒入粳米、冬菇、枸杞，投入葱段，待汤再沸后调入盐、味精、料酒，再煲 30 分钟即可。每日 1 次，温热服食。

【功效主治】利肠通便，凉血祛湿。适用于高血压、高脂血症等病症患者。

马铃薯钩藤粥

【组成】猪骨汤 200g，马铃薯 100g，粳米、钩藤各 50g，盐、姜末、葱花各适量。

【制法用法】钩藤洗净后，用 300ml 清水煎煮 20 分钟，然后过滤取汁。马铃薯洗净后去皮，切成小条块。粳米淘净，放入砂锅内，加少量清水，用武火煮至开花后放入马铃薯、钩藤汁、猪骨汤、盐、姜末，改用文火慢煮至粥稠时，放入葱花即可。每日 1 次，温热服食。

【功效主治】平肝息风，清火消痰。适用于高血压患者。

桑椹芝麻粥

【组成】桑椹 60g，黑芝麻 30g，大米 100g，白糖适量。

【制法用法】将桑椹、黑芝麻、大米均去杂洗净，加水适量，入锅煮粥，熟后调入白糖即成。每日 1 次，温热服食。

【功效主治】健脾开胃，化积降压。适用于高血压、高脂血症等病症患者。

山楂红薯粥

【组成】山楂、蜂蜜各 30g，红薯 150g，大米 100g。

【制法用法】将山楂洗净，去核切片；红薯洗净，切成小块。锅内加水适量，放入淘洗干净的大米煮粥，六成熟时加入山楂片、红薯块，再煮至粥熟，调入蜂蜜即成。每日早晚各 1 次，温热服食。

【功效主治】补中和血，降脂降压。适用于高血压、高脂血症等病症患者。

海参大枣粥

【组成】大米、发好海参各 60g，大枣 9 颗，白糖 30g。

【制法用法】海参洗净切片；大枣、大米去杂洗净备用。锅内加水适量，放入大枣、大米煮粥，八成熟时加入海参片，再煮至粥熟，调入白糖即成。每日早晚各 1 次，温热服食。

【功效主治】补虚降压。适用于高血压患者。

天麻钩藤粥

【组成】天麻、钩藤、菊花、杜仲各 10g，桑寄生 15g，石决明 20g，粳米 100g，白糖适量。

【制法用法】将石决明敲碎，加水 400ml，先煎 20 分钟，再下各药同煎 20 分钟，去渣过滤收取浓汁。粳米淘净，加水适量，大火烧开后，转用小火慢熬成粥，下药汁和白糖调匀。每日 1 次，温热服食。

【功效主治】滋阴潜阳，平肝息风。适用于高血压患者。

天麻猪脑粥

【组成】天麻 10g，猪脑 1 个（趁热鲜用），粳米 250g。

【制法用法】以上各料加清水适量，煮成稀粥，以猪脑熟为度。每日 1 次，温热服食。

【功效主治】平肝息风。适用于高血压等病症患者。

何首乌粥

【组成】制何首乌粉 50g，粳米 100g，冰糖适量。

【制法用法】将制何首乌粉放入碗内，用温水调成糊状。粳米淘洗干净，连同清水置入砂锅中，用旺火煮沸后调入制何首乌粉，再改用小火煮至粥成，然后加冰糖，略煮即可。每日 1 次，温热服食。

【功效主治】补肝肾，益精血。适用于高血压、高脂血症等病症患者。

发菜蚝豉粥

【组成】发菜 3g，蚝豉（即牡蛎肉）、猪瘦肉、大米各 60g，盐、味精各适量。

【制法用法】先将发菜、蚝豉肉洗净，瘦肉洗净后剁烂团成肉丸，再将砂锅内加水适量烧沸后，将发菜、蚝豉和淘净的大米放入锅内，烧至大米开花为度，再将肉丸放入，待肉熟，加盐、味精调味。每日早晚各 1 次，温热服食。

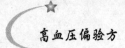

【功效主治】滋阴养血，降压通便。适用于高血压等病症患者。

海带鸭肉粥

【组成】海带50g，鸭肉150g，大米100g，姜丝、蒜片、盐、味精各适量。

【制法用法】将鸭肉洗净，切丝；海带漂洗干净，切成小块；大米淘洗干净，备用。锅内加水适量，放入鸭肉丝、海带块、大米、姜丝、蒜片、盐共煮粥，熟后调入味精即成。每日早晚各1次，温热服食。

【功效主治】利尿降压。适用于高血压患者。

海蜇鸡蛋粥

【组成】海蜇皮50g，鸡蛋1个，大米100g。

【制法用法】将海蜇皮漂洗干净，切成细丝；大米淘洗干净，备用。锅内加水适量，放入大米煮粥，八成熟时加入海蜇丝，再煮至粥熟，打入鸡蛋，搅匀即成。每日1次，温热服食。

【功效主治】清热降压。适用于高血压等病症患者。

菊花山楂粥

【组成】鲜菊花30g，山楂60g，大米100g，白糖20g。

【制法用法】菊花去蒂，洗净；山楂洗净，去核切片。锅内加水适量，放入淘洗干净的大米煮粥，八成熟时加入山楂片、鲜菊花，再煮至粥熟，调入白糖即成。每日1次，温热服食。

【功效主治】清热平肝。适用于高血压、冠心病等病症患者。

山楂莲子粥

【组成】山楂、莲子各 10g，糯米 100g，白糖适量。

【制法用法】将山楂去核洗净；糯米淘洗干净；莲子去心，淘洗干净。锅置旺火上，注入适量清水，倒入山楂、莲子，煮沸后放入糯米，继续煮沸后改文火熬煮至米粒开花时，调入白糖即可。每日早晚各 1 次，温热服食。

【功效主治】消油腻肉积，降脂降压。适用于高血压、高脂血症等病症患者。

玉米绿豆粥

【组成】玉米粉 150g，绿豆 100g。

【制法用法】将玉米粉放入大碗中，用凉水浸透和成稀糊状。将绿豆洗净，放入锅内，加入适量清水，烧开，煮至烂熟时，马上把稀玉米糊缓缓倒入，不断搅拌，防止糊锅，待烧沸后改小火稍煮即可。每日早晚各 1 次，温热服食。

【功效主治】降低血压，清热止渴。适用于高血压患者。

绿豆黑芝麻粥

【组成】绿豆、黑芝麻各 500g。

【制法用法】将绿豆、黑芝麻分别炒熟、研粉，用开水调成粥状即成。每日早晚各 1 次，温热服食。

【功效主治】清热解毒，利水降压。适用于高血压患者。

玉米莲子粥

【组成】玉米 90g，莲子 30g，鲜山药 60g，粳米 75g。

【制法用法】将莲子去心洗净，清水浸泡2小时；鲜山药刮去外皮洗净，切成小块；玉米、粳米淘洗干净。锅置旺火上，注入适量清水，投入莲子、玉米，旺火烧沸后熬煮10分钟，倒入粳米、山药，再烧沸后改为文火慢慢熬煮至米粒开花，莲子、山药烂熟后即可食用。每日1次，温热服食。

【功效主治】补脾安神降压。适用于高血压等病症患者。

小米牛膝粥

【组成】小米100g，枸杞、牛膝各15g。

【制法用法】将枸杞洗净，去杂；牛膝洗净，润透，切成小段；小米去泥沙，淘洗干净。将小米、枸杞、牛膝放入锅内，加清水适量，用武火烧开后再改用文火煮至粥成即可。每日1次，温热服食。

【功效主治】补肾降压。适用于高血压等病症患者。

牡蛎芹菜粥

【组成】生牡蛎300g，粳米150g，鸡蛋1个，芹菜、盐、料酒、姜末、淀粉、香油各适量。

【制法用法】将生牡蛎洗净，沥干水分，放入碗内，加入盐、料酒、姜末、淀粉，搅拌均匀；芹菜去根叶，洗净切碎；粳米淘洗干净。取锅放入清水煮沸，加入粳米，煮至粥成，把鸡蛋打入生牡蛎碗内，调拌均匀后，倒入粥锅内，并用筷子搅动，煮沸，再加入芹菜、香油，再沸即成。每日1次，温热服食。

【功效主治】滋阴养血，平肝清热。适用于高血压等病症患者。

鱼虾香菇粥

【组成】目鱼干 30g，虾米、枸杞各 10g，香菇 20g，粳米 100g，盐、味精、香油、食用油、蒜泥各适量。

【制法用法】目鱼干用食用碱发泡 5 小时，洗净后切成条块；粳米、虾米分别洗净；香菇去柄泡发，洗净后切成丝。锅置旺火上，先用油爆蒜泥，倒入目鱼、香菇煸炒，注入清水，加入粳米、虾米、枸杞，旺火煮沸后改文火熬煮至米粒开花，调入盐、味精，淋入香油即可。每日 1 次，温热服食。

【功效主治】降压，提高免疫力。适用于高血压等病症患者。

合欢花菊花粥

【组成】合欢花 10g，菊花末 10~15g，粳米 50~100g，白糖适量。

【制法用法】先煎合欢花、菊花，去渣取汁，再加入粳米煮粥，待粥熟时，调入白糖，稍煮即可。夏季食用尤好。每日 1 次，温热服食。

【功效主治】散风热，清肝火。适用于高血压等病症患者。

茺蔚子粥

【组成】茺蔚子 10g，枸杞 15g，粳米 100g。

【制法用法】先煎茺蔚子、枸杞，去渣取汁，再与洗净的粳米同煮成粥。每日 1 次，温热服食。

【功效主治】平肝潜阳，清火息风。适用于高血压患者。

荷叶粥

【组成】粳米 100g，新鲜荷叶 1 张，冰糖少许。

【制法用法】将新鲜荷叶洗净后煎成汤，再同粳米、冰糖放在一起煮成粥。早晚各 1 次，温热服食。

【功效主治】清热平肝。适用于高血压、高脂血症等病症患者。

地龙蛋花粥

【组成】粳米 100g，地龙（干品）15g，鸡蛋 2 个，佐料各适量。

【制法用法】将地龙（蚯蚓）洗净后焙干研末，鸡蛋去蛋清置碗内反复搅成雪花状。粳米淘净后置砂锅内，加入适量清水，武火煮至八成熟，加入地龙粉末，再用文火煮至粥稠时，先加入酥油、盐、姜末，后放蛋黄和葱花，搅匀即可。早晚各 1 次，温热服食。

【功效主治】通经活络，清热平肝。适用于高血压患者。

葵花盘地龙粥

【组成】猪骨汤 200g，粳米 100g，地龙 20g，葵花盘 1 个，佐料各适量。

【制法用法】将葵花盘洗净后煮取浓汁 100g。地龙洗净，焙干，研成末。粳米淘净，置砂锅内，加葵花盘汁和适量水，然后用武火煮沸，加入猪骨汤，改用文火慢煮至八成熟，放入地龙末、盐、姜末和葱花，稍煮片刻即可。早晚各 1 次，温热服食。

【功效主治】平肝祛风，活血通络。适用于高血压患者。

鹌鹑杜仲粥

【组成】鹌鹑肉 80g，枸杞、杜仲各 5g，粳米 120g，姜丝、盐、味精各适量。

【制法用法】将粳米、枸杞、杜仲分别淘洗干净；鹌鹑肉洗净，切块，汆水待用。鹌鹑肉、姜丝放入瓦罐内，注入适量沸水，煲 40 分钟后，放入粳米、枸杞、杜仲，待汤再沸时调入盐、味精，再煲 20 分钟即可。早晚各 1 次，温热服食。

【功效主治】补肝肾，强筋骨。适用于高血压、肥胖疾病患者。

莲子百合粥

【组成】猪瘦肉 250g，红枣 6 颗，莲子、百合各 50g，香油、姜末、盐、酱油、味精、葱花各少许。

【制法用法】将莲子（不去心）洗净，用清水浸泡 1 小时左右；百合、红枣（去核）洗净；猪肉洗净，切成薄片状。将莲子置砂锅内加适量清水，用武火煮至半熟，再加入百合、红枣、猪肉和清汤，用文火慢煮至快熟烂时，加香油、盐、酱油、味精、姜、葱，煲至烂熟即可。每日 1 次，温热服食。

【功效主治】固肾健体，养心安神。适用于高血压等病症患者。

核桃菊花粥

【组成】大米 100g，菊花、核桃仁各 15g。

【制法用法】将菊花洗净，去杂质；核桃仁洗净；大米淘洗干净。三者同放锅内，加清水适量置于武火上烧开，改用文火煮 1 小时即可。每日 1 次，温热服食。

【功效主治】散风热，补肝肾。适用于高血压患者。

红枣莲子粥

【组成】糯米 50g，红枣 30g，莲子 20g，冰糖适量。

【制法用法】红枣去核，莲子去心，糯米淘净，三者同置砂锅内，加水适量熬煮成粥，加入冰糖调匀即可。每日 1 次，温热服食。

【功效主治】益气养血，安神降压。适用于高血压患者。

百合银耳粥

【组成】百合、粳米各 50g，银耳 20g，冰糖、葱花各少许。

【制法用法】将银耳用清水泡发后洗净，撕成片。百合泡发，用清水洗净。粳米淘净，放入砂锅内，倒入适量清水，用武火煮至米开花时加百合，改用文火煮至七成熟时加银耳、冰糖，煮至粥稠时加葱花搅匀即成。每日 1 次，温热服食。

【功效主治】安神降压。适用于高血压患者。

木耳豆腐粥

【组成】黑木耳 20g，豆腐 120g，火米 100g，佐料各适量。

【制法用法】将黑木耳用清水泡发，去杂，洗净，撕成小片；豆腐切成小块；大米淘洗干净，备用。锅内加水适量，放入大米、豆腐、姜丝、盐煮粥，八成熟时加入黑木耳片、蒜片，再煮至粥熟，调入味精、香油即成。每日早晚各 1 次，温热服食。

【功效主治】滋阴润燥。适用于高血压、冠心病等病症患者。

玉米须蜂蜜粥

【组成】玉米须 50g（鲜品 100g），粳米 100g，蜂蜜 30g。

【制法用法】将玉米须洗净，切碎，剁成细末，放入碗中备用。将粳米淘净，放入砂锅内，加适量水，煨煮成稠粥，粥将成时调入玉米须细末，小火继续煨煮沸，离火稍凉后拌入蜂蜜即成。每日 1 次，温热服食。

【功效主治】滋阴泄热，平肝降压。适用于高血压患者。

茭白粥

【组成】茭白 100g，粳米 100g，猪肉末 50g，香菇 25g，精盐、味精、猪油各适量。

【制法用法】将茭白剥皮洗净切丝；香菇水发切末。炒锅内放入猪油烧热，放入猪肉末滑散，加入茭白丝、香菇末、精盐、味精炒匀入味盛起备用；淘洗干净的粳米熬粥后，倒入炒熟的备用料，拌匀稍煮即成。每日 1 次，温热服食。

【功效主治】清热除烦，通利二便。适用于高血压患者。

豌豆糯米粥

【组成】豌豆 60g，红枣 15 枚，糯米 100g。

【制法用法】将豌豆、红枣去杂，洗净后放入温开水中浸泡 30 分钟，与淘净的糯米同入砂锅中，加水适量，小火煨煮 1 小时，待豌豆、糯米熟烂，呈开花状即成。每日 1 次，温热服食。

【功效主治】生津补虚，利湿降压。适用于高血压患者。

冬瓜大米粥

【组成】冬瓜 500g，粳米 100g。

【制法用法】将冬瓜洗净，去皮及籽，瓜肉切碎，放入家用果汁机中搅打成糜糊，盛入碗中备用。将粳米淘净后放入砂锅中，加适量水，中火煨煮成稠粥，粥将成时加冬瓜糜糊，拌匀，加葱花、姜末、精盐、味精调味，再煮沸即成。每日 1 次，温热服食。

【功效主治】清热解毒，利尿降压。适用于高血压患者。

腐竹豌豆粥

【组成】水发腐竹 150g，豌豆 50g，红枣 15 枚，粳米 50g。

【制法用法】将腐竹切成 1cm 长的小段，放入碗中，备用。将红枣拣净，用清水冲洗后，与淘净的豌豆同入砂锅中，加水煨煮至豌豆熟烂，加入淘净的粳米，拌匀，继续煨煮成稠粥，加入腐竹小段，用小火煨煮至沸即成。每日 1 次，温热服食。

【功效主治】和中下气，滋阴降压。适用于高血压患者。

山药绿豆粥

【组成】山药 150g，绿豆 30g，粳米 100g。

【制法用法】将山药洗净，刮去外皮，切碎捣成糜糊状。绿豆洗净，温水浸泡片刻，与淘净的粳米同入砂锅，加水煎熬成稠粥，粥将熟时调入山药糊，拌匀，继续煨煮 10 分钟即成。每日早晚 1 次，温热服食。

【功效主治】滋阴补气，清暑降压。适用于高血压患者。

芹菜粥

【组成】粳米 250g，芹菜（连根）120g，食盐、味精适量。

【制法用法】将芹菜切碎，与粳米洗净后一起下锅，加入适量清水，武火烧沸后，改用文火熬至米烂成粥，加入食盐、味精即可。每日早晚 1 次，温热服食。

【功效主治】滋阴降压。适用于高血压、冠心病等病症患者。

木耳绿豆粥

【组成】黑木耳 20g，绿豆 50g，粳米 100g，红糖 30g。

【制法用法】将黑木耳用冷水泡发，去蒂，洗净后切成碎末，备用。绿豆淘净后入锅，加水煨煮至绿豆酥烂时加入淘净的粳米，继续煨煮 10 分钟，调入黑木耳碎末和红糖，再煮几沸即成。每日 1 次，温热服食。

【功效主治】益气除烦，活血降压。适用于高血压患者。

桂圆薏米粥

【组成】粳米 80g，薏米 50g，桂圆肉 20g，冰糖、葱花各适量。

【制法用法】将桂圆肉同冰糖一起置于瓷杯中，加温开水溶化。薏米除净外壳，洗净后入清水中浸发。粳米淘净后放入砂锅中，加入适量清水和薏米，武火煮至七成熟时，加入桂圆冰糖液，改用文火煮至粥状，放入葱花即成。每日 1 次，温热服食。

【功效主治】滋阴补虚，气通脉下，安神利尿。适用于高血压患者。

枸杞子红枣粥

【组成】枸杞子 30g，粳米 100g，红枣 5 枚，蜂蜜 30g。

【制法用法】将枸杞子、红枣、粳米分别淘洗干净，同放入砂锅中，加适量水，中火煨煮成稠粥，粥熟后离火，调入蜂蜜，拌和均匀即成。每日早晚 1 次，温热服食。

【功效主治】清热祛风，降压明目。适用于高血压患者。

萝卜菠萝粥

【组成】新鲜萝卜 500g，菠萝 250g，粳米 100g，盐少许。

【制法用法】将萝卜洗净，切碎备用；菠萝洗净，去外皮，把菠萝肉切成丁，放入淡盐水中浸泡 15 分钟备用。粳米淘洗净，与萝卜一同放入锅中，倒入适量清水，置武火上煮，水沸后，改文火继续煮至米开花时，拌入菠萝丁即成。每日 1 次，温热服食。

【功效主治】化痰止咳，消食导滞，降压，降脂。适用于高血压病、高脂血症等病症患者。

芹菜陈皮粥

【组成】新鲜芹菜 150g，陈皮 5g，粟米 100g。

【制法用法】将芹菜择洗干净，除去根头，将芹菜叶及叶柄切成粗末，备用。将陈皮洗净后晒干，研成细末，待用。将粟米淘洗干净，放入砂锅中，加水适量，大火煮沸后，改用小火煨煮 30 分钟，调入芹菜粗碎末，拌匀，小火煮至沸，加陈皮末，拌匀即成。每日早晚 1 次，温热服食。

【功效主治】平肝清热，化痰降压。适用于高血压患者。

银杏红枣绿豆粥

【组成】鲜银杏树叶 30g，红枣 10 枚，绿豆 60g，白糖适量。

【制法用法】将绿豆拣去杂质，洗净；银杏树叶洗净，切碎，红枣用温水浸泡片刻，洗净备用。将切碎的银杏树叶放入砂锅内，加水 2 大碗，小火烧开 20 分钟，捞弃树叶，加入红枣、绿豆，白糖 1 匙，继续煮 1 小时，至绿豆熟烂即可。每日早晚 1 次，温热服食。

【功效主治】养心气，补心血，降压，解暑热。适用于高血压、冠心病患者。

豌豆粥

【组成】豌豆 50g，水发腐竹 150g，红枣 15 枚，粳米 50g。

【制法用法】将腐竹切成 1cm 长的小段，放入碗中，备用。将红枣拣净，用清水冲洗后，与淘净的豌豆同入砂锅中，加水煨煮至豌豆熟烂，加入淘净的粳米，拌匀，继续煨煮成稠粥，加入腐竹小段，用小火煨煮至沸即成。每日 1 次，温热服食。

【功效主治】和中下气，滋阴降压。适用于高血压患者。

芝麻桑椹粥

【组成】黑芝麻 30g，桑椹子（干品）30g，粳米 100g。

【制法用法】将黑芝麻、干桑椹洗净后晒干或烘干，研成粉，备用。将粳米淘净，放入砂锅中，加适量水，中火煮至粥将成时调入芝麻、桑椹粉，拌匀煮沸后改以小火煨煮 15 分钟即成。每日 1 次，温热服食。

【功效主治】滋阴养血，补益肝肾，降压。适用于高血压患者。

胡萝卜海蜇粥

【组成】胡萝卜 120g，海蜇皮 60g，粳米 60g。

【制法用法】将胡萝卜削皮洗净切片；海蜇皮浸软洗净切细条；粳米洗净。把全部用料一起放入锅内，加清水适量，用文火煮成稀粥，调味即可。每日 1 次，温热服食。

【功效主治】清热，润燥，化痰，降压。适用于高血压患者。

猕猴桃粥

【组成】猕猴桃果实 25g，粳米 50g。

【制法用法】在 8~9 月间，把果实采收后，放置 10 多天，果实变软发香时可用。将猕猴桃洗净，晾干。每次取 25g，粳米 50g，加水常法煮粥。每日 1 次，温热服食。

【功效主治】解热，止渴，通淋，降压。适用于高血压患者。

淡菜皮蛋粥

【组成】淡菜 30 个，皮蛋 1 个，粳米适量。

【制法用法】将粳米洗净，皮蛋切块，与淡菜一同放入锅内熬成粥。每日 1 次，温热服食。

【功效主治】补益肝肾，除烦降火。适用于高血压患者。

月季花粥

【组成】大西米 100g，蜂蜜 100g，桂圆肉 50g，月季花 5 朵。

【制法用法】将大西米入凉水中浸泡半小时捞起；桂圆肉切成碎米粒状；月季花漂洗后切碎。大西米、桂圆肉同置开水锅内，依常法煮至粥稠时调入蜂蜜、月季花，再煮片刻即成。每日 1 次，温热服食。

【功效主治】疏肝理气，活血降压。适用于高血压患者。

豌豆红枣粥

【组成】豌豆 60g，红枣 15 枚，糯米 100g。

【制法用法】将豌豆、红枣洗净后放入温开水中浸泡 30 分钟，与淘净的糯米同入砂锅中，加适量水，小火煨煮 1 小时，待豌豆、糯米熟烂呈开花状即成。每日 1 次，温热服食。

【功效主治】生津补虚，利湿降压。适用于高血压患者。

芹菜菠菜粥

【组成】芹菜 250g，菠菜 250g，大米 100g。

【制法用法】将芹菜、菠菜洗干净，切成小段；大米淘洗干净，备用。把大米放入锅内，加清水 800g，置武火上烧开，再改用文火煮半小时，放入菠菜、芹菜，再次烧开，打开盖煮 10 分钟即可。每日 1 次，温热服食。

【功效主治】养血润燥。适用于高血压患者。

槐米粥

【组成】槐米 50g，小米 50g，粳米 50g。

【制法用法】将槐米拣净，备用。将小米淘洗后放入砂锅中，用大火煮沸，拌入淘净的粳米，改用小火煨煮成稠粥，粥将熟时加入槐米，拌匀，继续煨煮至沸即成。每日 1 次，温热服食。

【功效主治】滋阴补虚，平肝降压。适用于高血压患者。

荠菜黑豆粥

【组成】新鲜荠菜 250g，黑豆 60g，粳米 150g。

【制法用法】将黑豆、粳米煮粥至八成熟，加入荠菜，待米开花豆烂即成。每日 1 次，温热服食。

【功效主治】利水降压。适用于高血压患者。

灵芝糯米粥

【组成】灵芝粉 20g，红枣 15 枚，糯米 100g，红糖 20g。

【制法用法】将红枣、糯米淘洗干净，同入砂锅中，加水煨煮至糯米熟烂呈稀稠状，调入灵芝粉、红糖，拌匀，继续以小火煨煮 10 分钟即成。每日 1 次，温热服食。

【功效主治】益气养血，除烦降压。适用于高血压患者。

苹果粥

【组成】苹果 250g，红枣 15 枚，糯米 100g，红糖 20g。

【制法用法】将苹果洗净，去皮、核，切碎，捣烂，与洗净的红枣一同放入锅中，加适量清水，煎取汁液 2 次，合并后用洁净纱布过滤取汁，备用。糯米淘洗干净后放入砂锅中，加清水适量，用大火烧开后转小火煮粥至稠，调入苹果红枣汁，加入红糖调味，再次煮沸即成。每日 1 次，温热服食。

【功效主治】养心益脾，降低血压。适用于高血压患者。

荸荠粥

【组成】荸荠 250g，糯米 100g，白糖 100g。

【制法用法】将荸荠去皮，切成碎丁；糯米淘洗干净。将荸荠、糯米一起放入锅内，加水适量，熬煮成粥，待熟时加入白糖稍炖即成。每日 1 次，温热服食。

【功效主治】清热化痰，开胃消食，利尿降压。适用于高血压患者。

紫菜绿豆粥

【组成】紫菜 10g，绿豆 50g，大米 100g。

【制法用法】将紫菜泡软，绿豆和大米淘洗干净，一起放入锅中，加入适量的清水共煮成粥。每日 2 次，分早、晚食用。

【功效主治】清热化痰，利水降压。适用于高血压患者。

三、茶类偏方

银菊茶

【组成】金银花、菊花各 20~30g。

【制法用法】将金银花、菊花（为一次量）制成粗末，沸水冲泡。不可煎熬，否则易破坏有效成分。代茶频频饮服，每日 1 剂。

【功效主治】清热解毒，清肝明目。适用于高血压患者。

菊花槐花茶

【组成】菊花 10g，槐花 5g。

【制法用法】将菊花和槐花同放入杯中，用沸水冲泡，加盖，闷 10 分钟即可。代茶频频饮服，一般可冲泡 3~5 次，每日 1 剂。

【功效主治】平肝降压，软化血管。适用于高血压患者。

旱芹车前茶

【组成】鲜旱芹菜、鲜车前草各 100g。

【制法用法】将鲜旱芹菜、鲜车前草洗净切碎。煎水代茶饮。

【功效主治】清热利湿，平肝凉血，降低血压。适用于高血压患者。

龙胆绿茶方

【组成】龙胆草 5g，绿茶 20g。

【制法用法】将龙胆草、绿茶共研成末，温水冲服。代茶频频饮服，每日 1 剂。

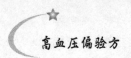

【功效主治】清热燥湿，清肝胆火。适用于高血压患者。

决明子蜂蜜茶

【组成】决明子 15~30g，蜂蜜适量。

【制法用法】将决明子微炒、捣碎，加水 300ml，煎煮片刻，冲入蜂蜜即可。每晚 1 剂，或早晚分服，亦可代茶常饮。

【功效主治】通便降脂，降低血压。适用于高血压患者。

栀子茶

【组成】栀子 5g，芽茶 30g。

【制法用法】将栀子、芽茶煎成浓汁一碗。分 2 次温服，每日 1 次。

【功效主治】清热利湿，凉血解毒。适用于高血压患者。

降压茶

【组成】罗布麻叶 6g，山楂 15g，五味子 5g，冰糖适量。

【制法用法】先用清水将罗布麻叶、山楂及五味子漂洗干净，然后用滚开的沸水冲泡，加入冰糖即可饮用。用以代茶，长期饮用。

【功效主治】清热平肝，养血安神。适用于高血压患者。

莲心茶

【组成】莲子心 5g。

【制法用法】用滚开沸水冲泡即可。不拘时饮用。

【功效主治】清心安神，降压强心。适用于高血压患者。

菊槐花绿茶

【组成】菊花 3g，绿茶 3g，槐花 3g。

【制法用法】将上 3 味加入瓷杯中以沸水冲泡，密盖浸泡 5 分钟即可。每日 1 剂，不拘时频频饮之。

【功效主治】平肝祛风，清火降压。适用于高血压患者。

山楂荷叶茶

【组成】山楂 15g，荷叶 12g。

【制法用法】将上 2 味加水煎或以沸水冲泡，取浓汁即可。每日 1 剂，不拘时代茶饮。

【功效主治】消脂化滞，降压减肥。适用于高血压、肥胖等病症患者。

山楂核桃茶

【组成】核桃仁 200g，山楂 30g，红糖 10g，白糖 10g，红枣 50g，蜂蜜 30ml。

【制法用法】先将核桃仁洗净后放入温开水中浸泡 30 分钟，连浸泡水一起放入家用果汁机中，快速搅打成糊浆状，盛入碗中备用。再将山楂、红枣洗净，放入砂锅，加水煎煮 3 次，每次 20 分钟，合并 3 次煎汁，倒入另锅，以中火煮开，调入红糖、白糖，拌匀，加入核桃仁糊浆，搅和，改用小火煨煮至沸，离火后稍凉，调入蜂蜜即成。此茶中等黏稠，约合 1200ml。每日 2 次，每次 60ml，随餐饮用，或可加适量温开水，代茶饮服。

【功效主治】益气活血，利水降压。适用于高血压患者。

菊楂决明茶

【组成】菊花 30g，山楂、决明子各 15g。

【制法用法】将菊花、山楂、决明子（捣碎）用水煎服。每日数次服用。

【功效主治】散风热，清肝火，降压降脂。适用于高血压、冠心病、高脂血症等病症患者。

瓜藤茶

【组成】香瓜藤、黄瓜藤、西瓜藤干品各 15g。

【制法用法】取香瓜藤、黄瓜藤、西瓜藤加水 500ml 煎至 100ml。每日 1~2 次，1 个月为一疗程。

【功效主治】清热活血，降压。适用于高血压患者。

昆布决明茶

【组成】昆布约 30cm 长，决明子 15g。

【制法用法】将昆布、决明子水煎。每日 1 次。

【功效主治】消痰软坚，利水消肿，降脂降压。适用于高血压、血管硬化等病症患者。

海蜇荸荠茶

【组成】海蜇 120g，荸荠 360g。

【制法用法】将海蜇用清水漂净，荸荠洗净连皮用，一起放入锅内，加水 1000ml，煎至 250ml 左右。空腹顿服或 1 天内分 2 次服用。

【功效主治】利小便，降压。适用于高血压患者。

夏枯草茶

【组成】夏枯草 30~60g，冰糖 15g。

【制法用法】将夏枯草洗净，加水煎煮，去渣取汁，溶入冰糖即可。代茶饮，可连用 7~10 天。

【功效主治】清肝明目，降低血压。适用于高血压患者。

罗布麻茶

【组成】罗布麻叶 6g，山楂 15g，五味子 5g。

【制法用法】将罗布麻叶、山楂、五味子放入茶壶内，可加冰糖适量，用开水冲泡。代茶饮。

【功效主治】降压强心，活血散瘀。适用于高血压患者。

三七花茶

【组成】三七花 5g。

【制法用法】将三七花放入茶杯中，沸水冲泡。代茶饮。

【功效主治】清热平肝，降低血压。适用于高血压患者。

山楂叶绿茶

【组成】山楂叶 10g，绿茶 3g。

【制法用法】将山楂叶洗净，晒干或烘干，研成粗末，装入洁净的绵纸袋，封口挂线，与绿茶同放入大茶杯中，用沸水冲泡，加盖，闷 10 分钟即可饮用。代茶，频频饮服，一般可冲泡 3~5 次。

【功效主治】清热祛瘀降压。适用于高血压患者。

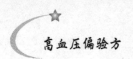

蚕豆花茶

【组成】蚕豆花 10g。

【制法用法】将蚕豆花放入茶杯中，沸水冲泡，盖盖闷 10 分钟。代茶频饮，以味淡为度。

【功效主治】清热凉血，平肝降压。适用于早期高血压患者。

玉米须茶

【组成】玉米须 50g（鲜品 100g）。

【制法用法】将玉米须洗净，切成几段，放入纱布袋中，扎口，入砂锅，加清水 600ml，用小火浓煎成 300ml。代茶，频频饮服。

【功效主治】祛风降压。适用于高血压患者。

二头茶

【组成】枸杞头 50g，马兰头 100g。

【制法用法】将新鲜枸杞头、马兰头分别拣去杂质、洗净，同入砂锅，加水 500ml，煎取浓汁 250ml。代茶，频频饮服，每日 1 剂。

【功效主治】清火降压，平肝明目。适用于高血压患者。

芦笋茶

【组成】鲜芦笋 100g，绿茶 3g。

【制法用法】将芦笋洗净，切碎，与绿茶同入砂锅中，加水 500ml，煮沸 10 分钟后去渣留汁。代茶，频频饮服，当日饮完。

【功效主治】平肝降压，软化血管。适用于高血压患者。

荠菜花绿茶

【组成】荠菜花 0.5g，绿茶 3g。

【制法用法】在荠菜开花季节采收带花的荠菜茎，切碎后晒干，收贮备用。每次按量取荠菜花，与绿茶同放入杯中，用沸水冲泡，加盖闷 15 分钟即可。代茶，频频饮用，一般可冲泡 3~4 次。

【功效主治】清头目，利肝气，除烦降压。适用于高血压患者。

鲜花生叶茶

【组成】鲜花生枝叶 40g。

【制法用法】将鲜花生枝叶洗净，入锅中，加水适量，煎煮 30 分钟，去渣取汁即成。代茶，频频饮用。

【功效主治】化痰平肝。适用于痰浊内蕴型高血压患者。

山楂降压茶

【组成】山楂、麦芽各 30g，茶叶 5g，荷叶 6g。

【制法用法】将洗净的山楂及麦芽置于锅内，加水煎 30 分钟，然后加入茶叶、洗净的荷叶，煮 10 分钟，倒出药汁备用。渣中加水再煎取汁液，将 2 次汁液混匀即成。代茶，频频饮用。

【功效主治】平肝降压。适用于高血压患者。

柿叶蜜茶

【组成】干柿叶末 10g（鲜品用 20g），蜂蜜 5g。

【制法用法】将干柿叶末放入杯中，用沸水冲泡，加盖闷 10

分钟。将柿叶茶倒入另一杯中，加蜂蜜，搅匀后即可。代茶，频频饮服，一般冲泡 3 次，每日 1 剂。

【功效主治】平肝凉血，清火降压。适用于高血压患者。

枸杞叶茶

【组成】春、夏季采摘的嫩枸杞叶和茎 500g。

【制法用法】将嫩枸杞叶洗净后用沸水稍烫，捞出后滤干水分，切细，晒干，密封保存。每次取 6g，沸水冲泡代茶饮。

【功效主治】平肝降压。适用于高血压患者。

橘皮山楂茶

【组成】橘皮 10g，山楂 20g，乌龙茶 5g。

【制法用法】将橘皮、山楂洗净，同入砂锅中，加适量水，煎煮 30 分钟，取汁冲泡乌龙茶，加盖闷 10 分钟即可。代茶，频频饮用，每日 1 剂。

【功效主治】化痰降压。适用于高血压患者。

枸杞菊花茶

【组成】枸杞子 20g，菊花 5g。

【制法用法】将枸杞子、菊花分别拣去杂质，同放入杯中，用沸水冲泡，加盖闷 15 分钟。代茶，频频饮用，一般可冲泡 3~5 次，每日 1 剂。

【功效主治】滋补肝肾，平肝明目。适用于高血压患者。

海带绿茶

【组成】海带 500g，绿茶 100g。

【制法用法】将海带放入清水中漂洗，浸泡6小时后取出，晒干或烘干，研成细末，与绿茶混合均匀，收贮备用。每日2次，每次取20g放入杯中，用沸水冲泡，加盖闷15分钟即可代茶频饮。

【功效主治】清热利水降压。适用于高血压患者。

葛花乌龙茶

【组成】葛花、乌龙茶各适量。

【制法用法】每次取葛花3g，乌龙茶4g，放入有盖的茶杯中，用沸水冲泡，加盖闷5分钟即可。上、下午各1次。代茶，频频饮用，每杯茶可连续冲泡3~5次。

【功效主治】凉血止血，平肝降压。适用于高血压患者。

双耳甜茶

【组成】黑木耳15g，银耳15g，冰糖15g，蜂蜜15g。

【制法用法】将黑木耳、银耳分别用冷水泡发，去蒂后洗净，撒开放入大碗中，加冰糖及清水，拌匀，上笼蒸30分钟，取出后稍晾，调入蜂蜜即成。当茶点，早晚分服。

【功效主治】滋阴润燥，活血降压。适用于高血压患者。

芹菜鲜汁茶

【组成】新鲜芹菜(包括根、茎、叶)500g。

【制法用法】将芹菜洗净，晾干，放入沸水中烫泡3分钟，捞出，切成细段，捣烂取汁。代茶，频频饮用，当日饮完。

【功效主治】凉血平肝降压。适用于高血压患者。

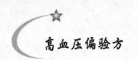

黄瓜蜜茶

【组成】蜂蜜 100g，鲜黄瓜 250g，绿茶 5g。

【制法用法】将鲜黄瓜洗净，切片，用榨汁机搅打成汁；绿茶入锅中，加水适量，煎煮 30 分钟，去渣取汁。将蜂蜜、绿茶汁、黄瓜汁搅拌均匀即成。代茶，频频饮用。

【功效主治】凉血降压。适用于高血压患者。

夏枯草菊花茶

【组成】夏枯草 30g，白菊花 10g，绿茶 3g。

【制法用法】将夏枯草、白菊花分别拣去杂质，与绿茶一起，同放入砂锅中，加水足量浸泡片刻，中火煎煮 30 分钟，用洁净纱布过滤，取汁即成。代茶，频频饮用。

【功效主治】平肝降压。适用于高血压患者。

枸杞子莲心苦丁茶

【组成】苦丁茶 3g，莲心 1g，菊花 3g，枸杞子 10g。

【制法用法】将以上 4 味放入杯中，以沸水冲泡，加盖闷 10 分钟后即成。代茶，频频饮用，可连续冲泡 3~5 次。

【功效主治】凉血平肝降压。适用于高血压患者。

槐米山楂茶

【组成】槐米 6g，干山楂片 10g，绿茶 3g。

【制法用法】将槐米、干山楂片与绿茶同放入大杯中，以沸水冲泡，加盖闷 15 分钟即可。代茶，频频饮用，一般可冲泡3~5 次。

【功效主治】祛瘀平肝降压。适用于高血压患者。

瓜皮荷叶茶

【组成】新鲜西瓜皮250g（或干西瓜皮100g），鲜荷叶30g。

【制法用法】将西瓜皮、荷叶洗净同入锅中，加水适量煎煮30分钟，取汁即成。代茶，频频饮用，当天饮完。

【功效主治】凉血平肝降压。适用于高血压患者。

四、面点偏方

芹菜面

【组成】挂面、芹菜、豆腐各100g，火腿50g，香菇30g，枸杞12g，葱、酱油、蒜、食用油、盐、姜各适量。

【制法用法】将芹菜洗净，切成小丁；枸杞洗净去杂质；豆腐、火腿切成小丁；香菇发透，去根蒂，切成小丁；葱切花，蒜切片，姜切丝，备用。炒锅置武火上，倒入油烧至六成热时，加入姜、葱、蒜爆香，倒入豆腐、芹菜、枸杞、火腿、香菇、酱油、盐，加清水300ml，用文火煮半小时，盛入盆中。锅内加水烧沸，下入挂面，煮熟捞入盆中拌匀即可。作主食食用。

【功效主治】固肾补虚，降低血压。适用于高血压患者。

桑椹山药面

【组成】面粉100g，山药50g，桑椹30g，鸡蛋1个，盐、葱花、姜末、味精、香油各适量。

【制法用法】将桑椹洗净，煎熬两次后取汁100ml备用。山药研粉，鸡蛋取蛋清，同面粉和盐、葱花、姜末放入盆内，然后用桑椹汁拌成面团，制成面条。锅内放入适量清水煮沸，放入面条，煮熟后用味精和香油调味即成。作主食食用。

【功效主治】滋肝养肾，补血生津。适用于高血压患者。

荷叶粳米饭

【组成】鲜荷叶两张，粳米 150g，红枣 10 颗，盐少许。

【制法用法】将粳米淘洗干净，倒入砂锅内煮沸 20 分钟；红枣洗净去核；新鲜荷叶洗净，两张平铺。将半熟的粳米饭与红枣、盐搅匀，然后用荷叶包好，放入蒸笼，文火蒸至荷叶香味溢出即成。作主食食用。

【功效主治】清热生津。适用于高血压患者。

香脆甜饼

【组成】柿饼 250g，花生米、核桃仁各 25g。

【制法用法】将柿饼在炉火上烤软，去蒂。将炒好的花生米、核桃仁塞进柿饼中，然后用一根筷子戳着柿饼，在炉上慢慢烤，待烤出蜜汁即成。作主食食用。

【功效主治】润肺健脾，活血降压。适用于高血压患者。

玉米面山楂糕

【组成】玉米面 50g，面粉 60g，山楂粉 20g，发酵粉、碱面各适量。

【制法用法】将玉米面、面粉和发酵粉一起加水和匀，发好后撒入山楂粉，倒入碱液，搅成稀粥状。蒸屉上铺好屉布，水烧开后，将面糊倒在屉布上，铺平，蒸 20 分钟即成。作主食食用。

【功效主治】减肥降糖，活血降压。适用于高血压、糖尿病等病症患者。

玉米烩饭

【组成】米饭 200g，芹菜、火腿各 50g，甜玉米罐头 1 听，鸡蛋 1 个，盐、湿淀粉均少许。

【制法用法】将火腿切成丁状；芹菜择洗干净，切成细末。炒锅置火上，将玉米连浆倒入锅内，放入清汤同煮，煮沸后撒入盐，再用湿淀粉勾芡，再煮沸时，将鸡蛋磕入，并快速搅拌，在将要起泡时熄火。把热米饭盛入碗内，再把煮好的甜玉米浆及鸡蛋一起淋到热饭上，最后撒上火腿末、芹菜末拌匀即可。作主食食用。

【功效主治】益肺补肾，降低血压。适用于高血压患者。

魔芋赤豆糕

【组成】魔芋粉、赤小豆各 50g，面粉 150g，发酵粉、碱面各适量。

【制法用法】将赤小豆煮熟备用。面粉和成发酵面团，待发酵后，加入碱面、魔芋粉和成软面团。蒸锅内加水烧开，铺上屉布，放入 1/3 面团，用手蘸清水轻轻拍平。将煮熟的赤小豆撒上 1/2，铺平，再放入 1/3 面团拍平，将余下的赤小豆放上，铺平，最后将面团全部放入，拍平。大火蒸 15 分钟，切块即可。作主食食用。

【功效主治】减肥降脂，降压利湿。适用于高血压、高脂血症等病症患者。

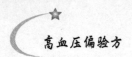

首乌馒头

【组成】面粉 200g，制何首乌 6g，白豆蔻 3g，发酵粉、碱面各适量。

【制法用法】先将白豆蔻除去杂质、去壳，打成细粉；将何首乌烘干，打成粉备用。再将白豆蔻、何首乌粉、面粉放入盆中，加入水和发酵粉，揉成面团，发酵好后再把面团揉成直径约 4cm 的长条，按量切块，每块约 50g。把面坯置于蒸笼内，间隔距离合适，盖上笼盖，用旺火蒸 15 分钟即可。作主食食用。

【功效主治】滋肝补肾，降低血压。适用于高血压患者。

五、菜肴偏方

椒油炝芹菜

【组成】鲜嫩芹菜 750g，姜末、盐、味精、花椒油、陈醋各适量。

【制法用法】将鲜芹菜摘去叶和根洗净，直刀切成段（粗根可劈两半），放进开水锅中焯熟捞出，用凉水冲凉后控干水分，再将盐、味精、陈醋拌匀盛盘，放上姜末，倒上加热的花椒油炝味即可。佐餐食用。

【功效主治】清热开胃，消食降压。适用于高血压患者。

虾仁拌芹菜

【组成】干虾仁 15g，嫩芹菜 250g，花椒油 30ml，味精、盐、生姜各适量。

【制法用法】将芹菜摘去根叶洗净，切成 3cm 长的段，用开水烫至断生，捞出投凉水中，再控净水，装入碗内。虾仁用温水洗净，再用开水泡软。把虾仁、姜丝、盐、味精、花椒油拌入芹菜中，放冰箱中冷却 30 分钟即成。佐餐食用。

【功效主治】清热解毒，降压止眩。适用于高血压患者。

炒茼蒿

【组成】茼蒿 500g，盐、味精、白糖、食用油各适量。

【制法用法】将嫩茼蒿去掉硬茎，洗净切段。炒锅放油，烧热后放入茼蒿煸炒，放入盐、白糖，炒熟后放入味精调味，出锅装盘即可。佐餐食用。

【功效主治】降压降脂。适用于高血压、高脂血症等病症患者。

莴苣炒香菇

【组成】莴苣 400g，水发香菇 50g，盐、味精、酱油、胡椒粉、湿淀粉、食用油各适量。

【制法用法】将莴苣去皮洗净切成片；水发香菇去杂洗净切成片。炒锅置火上，放油烧热，倒入莴苣片、香菇片，煸炒几下，加入酱油、盐，入味后加入味精、胡椒粉，勾芡，推匀出锅即成。佐餐食用。

【功效主治】平肝降压，祛脂减肥。适用于高血压、高脂血症等病症患者。

素炒洋葱

【组成】洋葱 400g，酱油、盐、料酒、醋、白糖、食用油各适量。

【制法用法】将洋葱切去根，剥去外衣，洗净切丝。炒锅放油，烧热后倒入洋葱丝煸炒，加入料酒、酱油、盐、白糖再煸炒一下即可。佐餐食用。

【功效主治】解毒，利尿，降压。适用于高血压患者。

素烧冬瓜

【组成】冬瓜250g，食用油、盐、香菜各适量。

【制法用法】将冬瓜削去皮，洗净切片；香菜洗净，切成小段。油锅烧热后下冬瓜煸炒，待稍软，加盐，盖上锅盖，烧熟后加入香菜即可起锅。佐餐食用。

【功效主治】清热，解毒，利尿。适用于高血压、肥胖症等病症患者。

芹菜炒香菇

【组成】芹菜400g，水发香菇150g，盐、醋、味精、淀粉各适量，食用油50ml。

【制法用法】将芹菜摘去叶、根，洗净切成约2cm长的段，用盐拌匀约10分钟后，再用清水漂洗后沥干待用；香菇洗净；醋、味精、淀粉混合装在碗里，加入水约50ml，调成芡汁待用。锅置旺火上烧热后，倒入油50ml，待油冒烟时即可下入芹菜，煸炒两三分钟后，投入香菇迅速炒匀，淋入芡汁炒匀即可。佐餐食用。

【功效主治】平肝清热，降压调脂。适用于高血压、高脂血症等病症患者。

双菇素鸡

【组成】鲜草菇 100g，香菇、嫩笋各 50g，素鸡 250g，黑木耳 10g，黄酒、盐、白糖、香油各适量。

【制法用法】将草菇去蒂洗净；香菇、黑木耳分别入温水中泡透，去蒂，洗净，挤干水，泡香菇的原汁澄清后留用。素鸡洗净，切成 3cm 长、1cm 宽的条。嫩笋切成片。将素鸡整齐地码在碗的一边，草菇排在另一边，倒入澄清后的香菇原汁，加盐、黄酒、白糖，入蒸笼蒸透取出，将汤汁滗入炒锅中，菜翻扣入盘中，揭去碗。炒锅置火上，烧沸锅中原汁，下香菇、笋片、黑木耳烧沸，淋上香油，出锅浇在菜上即成。佐餐食用。

【功效主治】益气养肝，降脂降压。适用于高血压、高脂血症患者。

口蘑扒菜心

【组成】口蘑 50g，菜心 150g，香油、盐、味精、湿淀粉各适量。

【制法用法】将菜心、口蘑洗净后用沸水焯透，切碎。炒锅放清汤、盐，烧开后放入菜心、口蘑煨 2 分钟，加味精，勾芡，淋上香油即成。佐餐食用。

【功效主治】益气健脾，降压减肥。适用于高血压、肥胖症患者。

木耳拌芹菜

【组成】水发黑木耳 100g，芹菜 250g，盐、味精、白糖、香油、胡椒粉各适量。

【制法用法】先将水发黑木耳洗净，入沸水中烫一下立即捞出，冷却后沥干装盘；芹菜去杂洗净，切成段，下沸水中稍焯片刻，捞出后与黑木耳同装一盘。取碗放入盐、味精、白糖、香油、胡椒粉及少量冷开水，兑成调味汁，倒入木耳芹菜盘中，拌匀食用。佐餐食用。

【功效主治】平肝降压，祛脂减肥。适用于高血压、高脂血症患者。

糖醋平菇冬笋肚

【组成】鲜平菇 300g，熟猪肚、冬笋各 30g，湿淀粉、食用油、醋、白糖、盐、香油各适量。

【制法用法】将平菇、猪肚、冬笋分别洗净切片。炒锅置旺火上，加油烧热，下猪肚和冬笋翻炒片刻，再投入平菇和调料炒匀，勾芡，淋上香油出锅入盘。佐餐食用。

【功效主治】降压，降血脂。适用于高血压、高脂血症患者。

平菇炒核桃仁

【组成】鲜平菇 250g，核桃仁 15g，葱、生姜、食用油、料酒、湿淀粉、盐、鸡汤各适量。

【制法用法】将平菇洗净撕成小片，核桃仁用温水泡发，撕去外皮。炒锅置火上，加油煸香葱、姜，倒入少许鸡汤煮沸，加入平菇、核桃仁及调料，翻炒至平菇入味，勾芡即成。佐餐食用。

【功效主治】益肠胃，降压。适用于高血压患者。

凉拌双金菜

【组成】鲜金针菇200g，干金针菜（亦称黄花菜）50g，香葱20g，香油、盐、味精、辣椒粉各适量。

【制法用法】将金针菇去杂除根洗净，一切两段；金针菜用开水浸泡至软，洗净沥干；香葱洗净切成细末。将金针菇段、金针菜入沸水锅中焯至熟软，捞起沥干水分，盛入盘中。锅烧热，倒入香油，待油七成热时，放入香葱末煸出香味，盛入金针菇、金针菜盘内，加盐、味精、辣椒粉拌匀即可。佐餐食用。

【功效主治】凉血，利水，降压。适用于高血压等病症患者。

金针菇炒菱角

【组成】金针菇300g，大菱角500g，鸡汤、盐、味精、香油、白糖、酱油、食用油各适量。

【制法用法】将金针菇去根洗净，切成段；大菱角去壳去皮，每个切成两块。炒锅置旺火上，放油烧至六成热时，下菱角炸熟，倒入漏勺沥去油。原炒锅再置火上，放油烧热，下金针菇炒出香味，下菱角翻炒几下，放酱油、盐、鸡汤适量，盖上盖，焖3分钟，加白糖、味精，勾芡，淋上香油炒匀即可。佐餐食用。

【功效主治】补脾益气，降压。适用于高血压、心脑血管疾病患者。

扒三菇

【组成】鲜平菇、鲜草菇、水发香菇各150g，青菜心、盐、味精、料酒、白糖、胡椒粉、食用油、淀粉、香油各适量。

【制法用法】将香菇去杂洗净，挤干水分，放入碗内，加入鲜汤、白糖。蘑菇、草菇去杂洗净，放入沸水中焯片刻捞出，备用。炒锅放油，待油烧至五成热时，把三菇下锅，入料酒，加入鲜汤、酱油、白糖、味精、盐、胡椒粉烧沸，烧至三菇入味，勾芡，淋入香油推匀起锅装盘。菜心下油锅煸炒片刻，加盐、鲜汤，烧至入味后捞起，围在三菇周围即成。佐餐食用。

【功效主治】补益脾胃，降压降脂。适用于高血压、高脂血症等病症患者。

鲜蘑冬瓜番茄

【组成】鲜蘑菇150g，冬瓜200g，番茄100g，鸡汤、熟鸡油、盐、味精、姜丝、水淀粉各适量。

【制法用法】将冬瓜去籽、皮，切成小方块，放入沸鸡汤中余一下捞出；蘑菇用凉水洗净，也放入沸鸡汤中浸透捞出。炒锅置中火上，倒入鸡汤250ml，下冬瓜块、蘑菇，烧沸后撇去浮沫，放入姜丝、盐、味精，勾芡，淋入熟鸡油装盆，将番茄洗净切成片，围在盆边即成。佐餐食用。

【功效主治】清热利尿降压。适用于高血压患者。

清炖木耳香菇

【组成】香菇50g，木耳25g，料酒、盐、味精、姜片、葱段、胡椒粉、鸡汤各适量。

【制法用法】将香菇、木耳分别泡发，并去掉根蒂和杂质，泡发香菇的水澄清留用。将料酒、盐、姜片、葱段、香菇、木耳全放在砂锅中，再加入泡发香菇的水和鸡汤，先用旺火烧沸，撇去浮沫，再改用文火炖20分钟左右，拣去姜片、葱段，加入味精、胡椒粉调味即成。佐餐食用。

【功效主治】降压降脂。适用于高血压、高脂血症等病症患者。

金针菇炒鳝丝

【组成】鲜金针菇200g，鳝鱼500g，食用油、酱油、葱、生姜、蒜、黄酒、味精、盐、胡椒粉各适量。

【制法用法】将鳝鱼剖开去内脏洗净，用开水煮熟，拆去骨刺切成5cm长的段后切成细丝。金针菇去根洗净；葱、姜切细丝，蒜拍碎。炒锅置旺火上，加油烧至七成热时加入葱、姜、蒜炝锅，再加入鳝鱼丝翻炒，然后加入黄酒、酱油、盐和清汤，翻炒几下后加金针菇、胡椒粉和味精，再翻几下起锅装盘即成。佐餐食用。

【功效主治】补中益气，降压祛湿。适用于高血压等病症患者。

金针菇炒双耳

【组成】鲜金针菇150g，水发银耳和黑木耳各50g，胡萝卜50g，青豆25g，生姜、葱、盐、味精、食用油、香油各适量。

【制法用法】将金针菇去杂洗净；银耳、黑木耳去蒂洗净；胡萝卜去皮，洗净后切成细丝；葱、生姜洗净后切成末；青豆用冷水浸泡后洗净备用。炒锅置中火上，加油烧至七成热时放葱、姜末，煸出香味，加黑木耳、银耳、青豆、胡萝卜丝，煸炒几下，加入金针菇、盐、味精、鲜汤，翻炒几下，淋入香油，起锅装盘。佐餐食用。

【功效主治】强心降压。适用于高血压患者。

陈皮鸽松

【组成】鸽肉250g，陈皮15g，芹菜50g，荸荠90g，泡红辣椒 15g，炒熟芝麻 6g，葱、生姜、蒜、盐、白糖、醋、味精、酱油、香油、鸡蛋清、胡椒粉、料酒、食用油、湿淀粉各适量。

【制法用法】将鸽肉剔去筋皮，洗净，沥干水分，切成细末；芹菜抽净筋，洗净，切成末；荸荠去皮拍碎；泡红辣椒切成末；陈皮洗净，泡软，切成末；葱、姜、蒜切成末。鸽肉中放入盐、鸡蛋清、湿淀粉调匀浆好，再放入香油拌匀。将盐、料酒、酱油、白糖、胡椒粉、味精兑成汁。将锅烧热，放入油，把鸽肉炒散，倒入漏勺。将锅烧热，放入油，先炒一下陈皮，再把荸荠、葱、姜、蒜、泡红辣椒入锅炒匀，然后放入鸽肉，接着把兑好的汁由锅周围倒入，用勺推匀。将芹菜末放锅中炒匀，淋入醋、香油，起锅盛入盘内，撒上芝麻即成。佐餐食用。

【功效主治】滋补肝肾。适用于高血压症见眩晕者。

天麻蒸鸭

【组成】老鸭 1 只（约 1500g），天麻 45g，黄酒、酱油、盐、味精、葱花各适量。

【制法用法】将老鸭宰杀干净；天麻片洗净（若天麻为整个，须先蒸软再切片）。将鸭装蒸钵内，放天麻片、黄酒、酱油、盐，蒸 3 小时，上桌前撒上味精、葱花调味即可。佐餐食用。

【功效主治】养肝平肝，滋阴清热。适用于高血压等病症患者。

决明烧茄子

【组成】石决明 30g，茄子 500g，食用油、蒜、葱、生姜、淀粉、香油、盐各适量。

【制法用法】将石决明捣碎加水适量，煎煮 30 分钟，取汁去渣，浓缩至 2 匙备用。茄子洗净切成斜片，放入已烧热的油锅中煸炒一下，再放入葱、姜、盐调料，用石决明汁勾芡倒入锅内翻炒一会，加一些香油，颠翻后即可。佐餐食用。

【功效主治】平肝降逆，润肠通便。适用于高血压、高脂血症患者。

菊花烧芹菜

【组成】鲜菊花 100g，芹菜 400g，生姜、葱、盐、味精、食用油各适量。

【制法用法】将菊花去蒂，撕成瓣状，洗净，用清水浸泡备用；芹菜去黄叶、老梗，洗净，切 3cm 长的段；生姜切丝，葱切段。将炒锅置武火上烧热，下油将姜、葱爆香，再下入芹菜、盐、味精、菊花，炒熟即成。佐餐食用。

【功效主治】清热明目降压。适用于高血压等病症患者。

杜仲炒腰花

【组成】炙杜仲 12g，料酒 25g，猪腰 250g，葱、味精、盐、酱油、醋、蒜、生姜、白糖、花椒、食用油及水豆粉适量。

【制法用法】将猪腰对剖两半，片去臊腺筋膜，切成腰花状；将炙杜仲放入锅内，加清水适量，熬出药汁约 50ml。姜切成片、葱切成节备用。取药汁的一半，加入料酒、豆粉和盐，并将其拌入腰花内，再加白糖、醋、酱油，混匀待用。将锅放在武火上烧热，倒入油烧至八成热，先爆花椒，再放入腰花、葱、生姜及蒜，快速炒散，加味精，炒熟即成。佐餐食用。

【功效主治】补肾填精，强筋壮骨。适用于高血压患者。

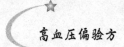

天麻蒸鲤鱼

【组成】天麻 25g，川芎、茯苓各 10g，鲜鲤鱼 1 条（约 500g），料酒、盐、味精、白糖、香油、胡椒粉、葱、生姜、湿淀粉各适量。

【制法用法】将鲜鲤鱼去鳞、鳃和内脏，洗净装入盆内。将川芎、茯苓切成大片，用第二次米泔水泡上。将天麻放入泡过川芎和茯苓的米泔水中浸泡 4~6 小时，捞出蒸透，切片，放入鱼头和鱼腹内，放入葱、姜及适量清水，上笼蒸约 30 分钟。将鱼蒸好后拣去葱、姜。取锅加清汤、白糖、盐、味精、料酒、胡椒粉及香油烧开勾芡，浇在天麻鲤鱼上即成。佐餐食用。

【功效主治】平肝息风，定惊止痛，行气活血。适用于高血压等病症患者。

香芹醋花生

【组成】红衣花生仁 500g，食醋 100ml，香芹 100g，麻油、精盐各适量。

【制法用法】将花生仁置于食醋中浸泡 1 周以上（浸泡时间越长越好），食用时取适量。香芹洗净切成约 3cm 的长段，晾干水分。香芹与食醋、花生仁混匀后，放入香油、精盐调和片刻即可。佐餐食用。

【功效主治】清肝，活血，降压。适用于高血压患者。

玉竹茄子煲

【组成】玉竹 50g，茄子 300g，猪瘦肉 100g，香油、清汤、黄酒、精盐、酱油、味精、蒜泥、葱白各适量。

【制法用法】将玉竹沸煮两次，取汁 100ml。茄子洗净，切成方块状，放清水中浸 10 分钟，在沸水锅内煮至软，再入油锅爆炒几遍。将砂锅置武火上，放入茄子、猪瘦肉（剁成肉泥）、香油、黄酒、蒜泥及清汤，数沸汁浓时，倒入药汁，加上精盐、酱油、味精、葱白，文火煲至香熟即可。佐餐食用。

【功效主治】滋阴解表，清热润肠。适用于高血压患者。

枸杞炒虾仁

【组成】枸杞子 15g，虾仁 200g，植物油、黄酒、葱、姜、盐、味精适量。

【制法用法】将枸杞子洗净，用温水浸泡，备用。虾仁冲洗干净，滤干。将炒锅置火上，加植物油烧至七成热，倒入枸杞子与虾仁，加黄酒、葱花、姜末，反复翻炒，待虾仁炒熟后，入精盐、味精各少许，略炒即成。佐餐当菜，随意食用。

【功效主治】双补阴阳，滋养降压。适用于高血压患者。

牛肉炒芹菜

【组成】芹菜 250g，牛肉 100g，植物油 20g，酱油 5g，盐 1g，豆瓣酱 15g，葡萄酒 10g，淀粉 5g。

【制法用法】先将牛肉顶刀切成薄片，再改刀切成细丝。放入碗中，加入酱油、葡萄酒及淀粉抓匀，使牛肉丝上浆。芹菜去根、茎及叶洗净，切成 3cm 长的段。炒锅内放入植物油，油热后，入上浆牛肉丝，旺火煸炒，等肉色变白后，将其拨在锅边，锅中心下豆瓣酱煸炒，再下芹菜段、盐，炒几下后即与牛肉丝合炒，即可出锅装盘。喜食辛辣者，可用四川豆瓣酱，还可在菜装盘后撒上花椒粉。佐餐食用。

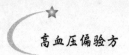
【功效主治】健脾降压。适用于高血压患者。

白菜香菇

【组成】白菜200g，香菇20g，精盐适量。

【制法用法】将白菜洗净切段，香菇去柄切片。炒锅置旺火上，下油烧至八成热，倒入大白菜和香菇，翻炒几下，加盐，炒至熟。单食或佐餐。

【功效主治】健脾养胃，降低血压。适用于高血压患者。

草菇豆腐

【组成】鲜草菇200g，水豆腐2块（重约400g），蚝油、葱、精盐、水淀粉、麻油各适量。

【制法用法】将鲜草菇、水豆腐放入砂锅中，加入蚝油、葱段和精盐，煮至熟透，用水淀粉勾芡，淋麻油。单食或佐餐。

【功效主治】降脂降压。适用于高血压、高脂血症患者。

虾米炖白菜

【组成】白菜200g，干虾米、植物油、酱油各10g，精盐、味精适量。

【制法用法】将干虾米用温水浸泡好；再将白菜洗净，切成小段。将油锅烧热，放入白菜炒至半熟，再加入浸泡好的虾米、精盐、酱油、味精，加些清水，盖上锅盖烧透即可。佐餐食用。

【功效主治】健脾养胃，降低血压。适用于高血压、肥胖症、冠心病等病症患者。

天麻炖甲鱼

【组成】甲鱼1只（约450g），天麻片15g，葱、姜、蒜、黄酒、麻油、食盐适量。

【制法用法】将甲鱼宰杀，沸水稍烫后刮去泥膜，挖净体内黄油，用甲鱼胆在壳背上涂1周，壳背向上置器皿中，天麻片、葱、姜覆盖于上，加黄酒、麻油、盐各适量，器皿盖后隔水炖1.5~2小时。佐餐食用。

【功效主治】滋养肝肾，平肝潜阳。适用于高血压、肝炎等病症患者。

双草凤尾鱼

【组成】夏枯草30g，益母草30g，凤尾鱼750g，菜籽油40ml，猪骨汤100ml，精盐、酱油、鲜红椒、生姜、葱白、味精各适量。

【制法用法】将夏枯草、益母草洗净，分两次煎取浓缩液100ml。凤尾鱼剖开，去肚杂剁成块状，抹上少许精盐、酱油稍腌，在油锅内快爆几遍，放入猪骨汤，武火煮沸，再入精盐、酱油、鲜红椒丝、生姜，文火慢焖至香熟，将药汁从锅边倒入，并加入葱白、味精焖片刻即成。佐餐食用。

【功效主治】活血养血，平肝降压。适用于高血压患者。

冬笋炒芥菜

【组成】芥菜350g，冬笋150g，植物油25g，葱15g，盐3g，味精3g，淀粉5g。

【制法用法】将葱去根及干皮后切成小段，并从中剖开，淀粉用水潊成水淀粉。锅内放清水，水沸后放入冬笋，煮 20 分钟，捞出沥去水，凉后切成 2cm 宽、1cm 厚、3cm 长的条块。荠菜择净，洗好，入沸水中快速焯一下，不要过火，以免荠菜过于烂软。锅内下植物油，油热后下葱段，反复煸炒，煸出葱味，但注意不可将葱炒煳，即火不可太旺，下冬笋及荠菜，加盐、味精炒匀后，下水淀粉勾薄芡，出锅装盘。佐餐食用。

【功效主治】清肝，降压，安神。适用于高血压患者。

芹菜烧豆腐

【组成】芹菜 100g，豆腐 250g，植物油、葱、姜、盐、味精、五香粉、淀粉、麻油适量。

【制法用法】将芹菜择洗干净，去根、叶，下沸水锅中焯一下，捞出，切成小段（长约 1cm），盛入碗中备用。将豆腐漂洗干净，切成 1cm³ 的小块，待用。炒锅置火上，加植物油，中火烧至六成热，加葱花、生姜末煸炒出香，放入豆腐块，边煎边散开，加清汤适量，煨煮 5 分钟后，加芹菜小段，改用小火继续煨煮 15 分钟，加精盐、味精、五香粉拌匀，用湿淀粉勾薄芡，淋入麻油即成。佐餐食用。

【功效主治】宽中益气，降压。适用于高血压患者。

玉米须炖蚌肉

【组成】蚌肉 350g，玉米须 100g，葱、姜、料酒、食盐、味精、胡椒面、香油各适量。

【制法用法】将玉米须洗净后用纱布袋包扎。蚌肉切片，然后同纱布药袋置砂锅内，加入葱丝、姜片、料酒、清水适量，中火炖之，待蚌肉熟透，拣去葱、姜、药袋，加入食盐等调料即可。佐餐食用。

【功效主治】清热解毒，平肝利水。适用于高血压、糖尿病患者。

素炒黑白

【组成】水发木耳 150g，大白菜 250g，植物油 25g，酱油 10g，精盐、味精、花椒粉、葱花、湿淀粉各适量。

【制法用法】把泡发好的木耳择洗干净。炒锅放油烧热，下花椒粉、葱花炝锅，随即下入白菜片煸炒，炒到白菜片油润明亮时，放入木耳煸炒，加酱油、盐及味精，炒拌均匀，用湿淀粉勾芡，即可出锅。佐餐食用。

【功效主治】和血降压，通利肠道。适用于高血压、冠心病患者。

芝麻苦瓜

【组成】鲜嫩苦瓜 200g，芝麻 30g，醋、精盐、麻油各适量。

【制法用法】将芝麻放锅内用小火炒香，取出晾凉，放在案板上碾碎，加精盐，调匀后备用。苦瓜洗净，用刀一剖为二，切成薄片后加精盐和适量清水浸泡，捞出，轻轻挤去水分，放入盘内，加入醋拌匀，撒上芝麻、精盐，淋上麻油即成。佐餐食用。

【功效主治】滋补肝肾，清热降压。适用于肝肾阴虚型高血压患者。

肉片西红柿炒扁豆

【组成】西红柿 150g，扁豆 100g，猪瘦肉 50g，盐 5g，食油 6g，酱油 9g。

【制法用法】将西红柿洗净去皮去籽，切块，将猪肉切片。扁豆洗净，截成短段。熬热油锅，先煸肉片，然后把扁豆放入，一同煸炒，焖软，在快软时即放入西红柿，一同炒匀即成。佐餐食用。

【功效主治】益气健脾，消食降压。适用于高血压等病症患者。

什锦蘑菇

【组成】鲜蘑菇 30g，香菇 20g，荸荠 50g，胡萝卜 100g，冬笋 50g，腐竹 50g，黄瓜 100g，黑木耳 20g，鸡汤 500ml，调料适量。

【制法用法】将蘑菇、香菇洗净；荸荠切成片；冬笋、胡萝卜、黄瓜分别洗净切片；腐竹用沸水浸泡切小段；黑木耳泡发后洗净。锅内放入鸡汤及其他用料。加入精盐、黄酒、味精、葱花、姜末炒匀，用水淀粉勾薄芡，淋入麻油即成。佐餐食用。

【功效主治】清肝降火，滋补肝肾。适用于高血压患者。

芝麻拌香干

【组成】黑芝麻 30g，香干 200g，香菜 100g，麻油、酱油、米醋、精盐、味精各适量。

【制法用法】将黑芝麻炒熟，研末备用。香干切成丝，装入盘内。香菜洗净，切成 3cm 长的段，放在香干丝上。将芝麻粉末、酱油、米醋、精盐、味精、麻油放碗内调匀，浇在香菜上，拌匀即成。佐餐食用。

【功效主治】滋补肝肾，明目降压。适用于高血压患者。

银耳香菜豆腐

【组成】银耳30g，嫩豆腐250g，香菜叶10g，精盐、味精、湿淀粉各适量。

【制法用法】将银耳用冷水浸泡，去杂质洗净，放在沸水锅中焯透，捞出，均匀地摆放在炖盘中，将嫩豆腐用清水漂洗干净，压碎成泥，加精盐、味精、湿淀粉搅拌均匀，装入碗中，上面撒布香菜叶，上笼蒸5分钟左右，取出后均匀地放在装银耳的炖盘里，备用。将锅置火上，加适量鲜汤，烧沸后加少许精盐、味精，用湿淀粉勾芡，浇在银耳炖盘中即成。佐餐食用。

【功效主治】滋阴清热，和血降压。适用于阴虚阳亢型高血压患者。

香脆芹叶

【组成】嫩芹菜叶200g，精制植物油25g，精盐、味精、白糖、醋各适量。

【制法用法】将嫩芹菜叶择洗干净，控水。炒锅置旺火上，放油烧至七成热，下入芹菜叶炸30秒钟，至菜叶变墨绿色、发脆时捞出，控油后盛入盘中。碗内加入精盐、味精、白糖、醋和少许冷开水，兑成调味汁，浇在芹菜叶上即成。佐餐食用。

【功效主治】平肝降压。适用于各型高血压患者。

泥鳅钻豆腐

【组成】豆腐500g，小泥鳅200g，鸡蛋2个，口蘑罐头50g，花生油30ml，精盐、胡椒粉、味精、姜末、葱花、黄酒各适量，鲜鸡汤750ml。

【制法用法】将泥鳅在清水缸内养 3 天，每天换 2 次水，将鸡蛋打散放入缸内供养，待第 3 天缸内水清，说明泥鳅已吐尽污水。口蘑切成薄片。鸡汤（冷却）放入砂锅内，再放入活泥鳅，加盖置于武火上，待汤烧热后，快速放入豆腐，因后放的豆腐温度低，泥鳅就会往豆腐里钻。当汤烧沸时，钻入豆腐的泥鳅已被烧熟，撇去浮沫，再放入口蘑、精盐、味精、黄酒、姜末，待汤沸开时，撒上葱花和胡椒粉，淋上花生油即成。佐餐食用。

【功效主治】利尿解毒，降低血压。适用于各型高血压患者。

番茄冬瓜

【组成】熟番茄 100g，冬瓜 50g。

【制法用法】将熟番茄去蒂洗净，连皮切成薄片，备用。冬瓜洗净后切去皮，切成 0.5cm 厚的冬瓜块，与番茄片同入砂锅中，加适量水，中火煮汤饮用。佐餐食用。

【功效主治】清火，利尿，降压。适用于高血压患者。

豆腐皮炒海带

【组成】豆腐皮 200g，海带 50g，精制油、葱花、姜末、黄酒、精盐、鸡精、麻油各适量。

【制法用法】将海带放入冷水中浸泡 6 小时，洗净后切成丝备用。将豆腐皮（也可用腐竹替代）洗净，切成丝。炒锅中加精制油，大火烧至七成热，加葱花、姜末炝锅，放入豆腐皮丝、海带丝及适量清汤、黄酒、精盐、鸡精，大火翻炒片刻，装盘后淋入麻油，拌匀即成。佐餐食用。

【功效主治】滋养肝肾，泄浊降压。适用于高血压患者。

紫菜青菜海米卷

【组成】青菜叶 400g，紫菜 1 张，海米 30g，精盐、味精、黄酒、葱姜汁、麻油各适量。

【制法用法】将青菜叶洗净，放入沸水中略烫捞出，入冷水中浸凉，挤去水分，剁成碎泥放碗中。海米洗净放碗中，加黄酒，放入笼中蒸 10 分钟，取出剁成细末。碗中加入青菜泥、精盐、味精、葱姜汁、麻油、海米末拌匀。取 1 张完整的紫菜，铺在案板上，将调好的青菜泥放在紫菜一边的边缘，摆成长条形，然后将紫菜包裹菜泥卷起，收口处向下摆好，切成小段装盘，上笼蒸 5 分钟取出，放入盘中。佐餐食用。

【功效主治】清热降压，补肾养心。适用于高血压、冠心病患者。

鹌鹑炒萝卜

【组成】净鹌鹑 2 只，萝卜 100g，姜、葱、蒜、盐、糖、黄酒、醋、味精各适量。

【制法用法】将鹌鹑、萝卜分别洗净后切成小块。油锅烧热，倒入鹌鹑煸炒变色，再放入萝卜炒匀，放入调料加清水煨 30 分钟，至鹌鹑肉酥烂时，加少许味精炒匀即可。佐餐食用。

【功效主治】健脾化痰，益气养血。适用于高血压、冠心病患者。

六、药酒偏方

竹酒

【组成】嫩竹 60g，白酒 500ml。

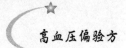

【制法用法】将嫩竹粗碎，放入白酒中，密封，隔数日振摇 1 次，浸泡 12 日后即可饮用。日服 2 次，每次 20ml。

【功效主治】清热利窍。适用于原发性高血压等病症患者。

香菇柠檬酒

【组成】香菇 25g，柠檬 1 个，蜂蜜 80ml，白酒 500ml。

【制法用法】将香菇、柠檬洗净晾干，切片，放入白酒中，密封浸泡 7 日后，拿出柠檬，再浸泡 7 日，加入蜂蜜拌匀即可饮用。日服 2 次，每次 20ml。

【功效主治】健脾益胃。适用于高血压、高脂血症等病症患者。

补益杞圆酒

【组成】枸杞子 150g，桂圆肉 200g，白酒 1000ml，白糖 100g。

【制法用法】将枸杞子、桂圆肉、白糖浸入酒内，密封浸泡 20 天即可饮用。每次 10~15ml，每日 2 次，早晚空腹饮用。

【功效主治】滋肝阴，益心脾，通血脉。适用于高血压患者。

桑椹降压酒

【组成】桑椹 100g，糯米 500g，甜酒曲 20g。

【制法用法】将桑椹捣烂，加入 4 倍量的水，煎取浓汁（约 100ml），待用。糯米水浸蒸熟，置于容器中，加入酒曲（研末）、药汁搅拌均匀，密封，如常法酿酒。10 天后药酒酿成，去渣即可取用。每次服 15ml，每日服 2~3 次，或不拘时。

【功效主治】滋阴补肾，益肝明目。适用于高血压患者。

双地菊花降压酒

【组成】地骨皮 50g，生地黄 50g，甘菊花 50g，糯米 1500g，酒曲适量。

【制法用法】将地骨皮、生地黄、甘菊花放入砂锅内，加水漫过药面 10cm，煎取浓汁，再与淘洗干净的糯米煮成米饭，候冷，加入酒曲，拌匀，置于洁净容器内，密封，保温发酵 4~6 日，滤取酒液，装瓶即成。每次服 10~20ml，每日 3 次。

【功效主治】滋阴养血，降压。适用于高血压患者。

地龙酒

【组成】干地龙 200g，白酒 500ml。

【制法用法】将干地龙捣碎，与白酒一起置入容器中，密封浸泡，每日摇动 1 次，7 日后滤过去渣即成。每日早、中、晚各服 1 次，每次 10~15ml。

【功效主治】清热平肝，降压通络。适用于原发性高血压病患者。

仙茅酒

【组成】仙茅、巴戟天、淫羊藿各 40g，当归 35g，黄柏 24g，知母 15g，黄酒 1000ml。

【制法用法】诸药入酒，密封，浸泡 1 个月。每晚睡前饮 15~35ml。

【功效主治】温补肾阳，调理冲任。适用于高血压患者。

天麻酒

【组成】天麻 72g，丹参 48g，杜仲、淫羊藿各 16g，制首乌

36g，黄芪 12g，白酒 2000ml。

【制法用法】将上药切成小块，与白酒一起置入容器中，密封浸泡 15 日以上即成。每日早晚各服 1 次，每次 25~50ml。

【功效主治】祛风活血，清利头目。适用于高血压患者。

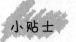

高血压患者的饮食禁忌

1. 减少高脂肪、高胆固醇饮食

对于高血压患者来说，应该限制食用富含胆固醇的动物脂肪。如肥肉、动物脂肪、骨髓、黄油、蛋黄、鱼肝油、螃蟹，动物内脏如肝、心、脑、肾等。高血压患者还应适当选择一些有降脂作用的食物，如淡菜、葵花籽、芝麻、海参、海带、海蜇等。

2. 限制食盐的摄入量

高血压患者要限制食盐的摄入量，每天食盐的摄入量要控制在 3~5g。饮食太咸是高血压发病的原因之一，因此烹调时宜偏淡，对酱菜、榨菜、皮蛋等含钠盐高的食物也应少吃或禁食，而香蕉、西瓜、苹果等含钾较多的食物则可多吃。

3. 适当控制饮食中的糖类

身体中糖类的含量和质量与高血压、动脉硬化及冠心病的发病有密切关系。过多的糖易使中性脂肪增加，构成动脉硬化从而影响血压。

4. 补充维生素和纤维素

维生素有促进脂肪代谢的作用，特别是维生素 C 能降低胆固醇，故患者宜多食含维生素多的新鲜蔬菜和水果，如豆芽、芹菜、荠菜、白萝卜、胡萝卜等。

5. 注意蛋白质的调整

高血压患者所需的蛋白质，应一半以上是动物性蛋白质，如鱼、猪瘦肉、鸡、鸡蛋、牛奶等；其次是可用植物性蛋白质，如大豆、花生等。一般而言，动物蛋白质优于植物蛋白质，但也要注意二者间的均衡。

6. 控制总热量

进食过多易使身体发胖。

7. 饮食要均衡

高血压患者平时以清淡素食为主，宜食低脂肪、低胆固醇、低盐的食物，饮食要定时定量，不宜暴饮暴食，禁饮烈性酒，忌食公鸡、狗肉等阳热之品，体重超重者需要节食，并增加体力活动，使之达到标准体重。

第二节　合并症食疗偏方

一、合并糖尿病

芡实核桃粥

【组成】芡实、核桃仁、乌梅各 10g，金樱子 15g，菟丝子

5g，粳米 50g。

【制法用法】一同放入锅中煮粥。每日食用 1 次。

【功效主治】补益阴阳。适用于高血压合并糖尿病阴阳两虚证患者。

山药萸肉粥

【组成】山药 30g，山茱萸肉 20g，粳米 50g。

【制法用法】将山药去皮切片，与山茱萸、粳米一同放入锅中，加水，先用武火煮沸，再改用文火，熬煮至粥稠。每日分 2 次服完，连服 10 日。

【功效主治】补益肝肾，收敛固涩。适用于高血压合并糖尿病患者。

田螺粥

【组成】活田螺若干，糯米 50g。

【制法用法】先将田螺放入水中，浸泡 1 昼夜，加水略煮后捞起，去壳取田螺肉；然后用煮田螺的水加糯米煮粥，粥熟后放入田螺肉，加盐调味即可。饮汤食肉，每日 1 次。

【功效主治】清热，止渴，利水。适用于高血压合并糖尿病患者。

天冬枸杞粥

【组成】天门冬 60g，枸杞子 15g，粳米 50g。

【制法用法】一同放入锅中加水煮粥。每日早、晚温服。

【功效主治】滋肾润燥，生津止渴。适用于高血压合并糖尿病患者。

白果芡实粥

【组成】白果 6g，芡实、山药各 12g，粳米 50g。

【制法用法】一同放入锅中加水煮粥。每日 1 次服食。

【功效主治】补肺健脾，益肾缩尿。适用于高血压合并糖尿病患者。

百合粥

【组成】百合 20g，粳米 50g。

【制法用法】一同放入锅中加水煮粥。每日 1 次服食。

【功效主治】润肺滋肾。适用于高血压合并糖尿病患者。

丝瓜豆腐粥

【组成】丝瓜 500g，豆腐、粳米各 100g，葱、姜、盐、味精各适量。

【制法用法】先将丝瓜去皮，切块；豆腐洗净，切丁备用。再将粳米与豆腐同置锅内，加水煮粥，将熟时放入丝瓜，粥熟时放调料。每日早、晚食用。

【功效主治】清热生津，除烦止渴。适用于高血压合并糖尿病患者。

麦地粥

【组成】麦冬、生地、百合各 20g，粳米 60g。

【制法用法】一同放入锅中加水煮粥。空腹服食。

【功效主治】清热养阴，润燥止渴。适用于高血压合并糖尿病患者。

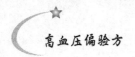

栝楼根冬瓜汤

【组成】栝楼根 30g，冬瓜适量，盐少许。

【制法用法】将冬瓜去皮、籽，切薄片，与栝楼根同煮，加盐少许。佐餐饮用。

【功效主治】清胃热，止烦渴。适用于高血压合并糖尿病患者。

萝卜芥菜粥

【组成】鲜萝卜 500g，芥菜 250g，粳米 100g，盐、味精少许。

【制法用法】将萝卜、芥菜洗净切碎。粳米淘净，与萝卜、芥菜一同放入锅内，加水用武火煮沸，再改用文火煮至米开花，放入盐和味精即可。空腹服食。

【功效主治】消食导滞，下气化痰。适用于高血压合并糖尿病患者。

熟地粥

【组成】熟地黄片 30g，粳米 50g。

【制法用法】先将熟地黄片用纱布包扎，加水 500ml，放入砂锅中浸泡 20 分钟，煮沸后加粳米，待粥成时去掉熟地黄片即可。每日晨起空腹服食，连服 10 天。

【功效主治】补肾阴，养肝血。适用于高血压合并糖尿病患者。

萝卜豆腐粥

【组成】鲜萝卜 500g，豆腐、粳米各 100g，盐、味精、麻油少许。

【制法用法】先将萝卜洗净切碎；豆腐洗净切块。再将粳米淘净，与萝卜、豆腐一同放入锅内，加水用武火煮，水沸后改用文火煮至米开花，加入盐、味精、麻油即可。每日晨起空腹服食。

【功效主治】消食导滞，止渴除烦。适用于高血压合并糖尿病患者。

山药南瓜粥

【组成】南瓜、山药、粳米各 30g。

【制法用法】将南瓜和山药分别切片，与粳米一同煮粥。每日 2 次服用。

【功效主治】补中气，止消渴。适用于高血压合并糖尿病患者。

玉竹粥

【组成】玉竹 20g，粳米 50g，冰糖适量。

【制法用法】玉竹加水煎煮，去渣取汁，再放入粳米煮粥，粥熟后加冰糖，稍煮即可。每日早、晚服用。

【功效主治】滋阴润肺，生津止渴。适用于高血压合并糖尿病患者。

南瓜麦麸粥

【组成】青嫩南瓜 250g，麦麸 50g，小米 50g。

【制法用法】将南瓜洗净，切成小方块，入锅加水煮至六成熟时，再入小米，煮熟后，加麦麸，充分拌和均匀，煮熟即成。早晚 2 次分食，也可一日三餐食用，当天吃完。

【功效主治】滋阴补肾，健脾止渴。适用于高血压合并糖尿病患者。

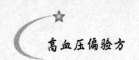

猪胰玉米须汤

【组成】猪胰1具，玉米须30g。

【制法用法】将猪胰洗净，与玉米须一同放入锅中，加水煮熟。每日1次，连服10日。

【功效主治】滋阴润燥，清热止渴。适用于高血压合并糖尿病患者。

苦瓜石榴汤

【组成】苦瓜1条，石榴2个。

【制法用法】将苦瓜和石榴洗净，加水煮汤。每日2次，可长期服用。

【功效主治】清热生津，润肺止渴。适用于高血压合并糖尿病患者。

猪肉花粉玉米须汤

【组成】瘦猪肉60g，天花粉20g，玉米须30g。

【制法用法】猪肉用清水煮熟后加玉米须和天花粉，文火稍煮即可。饮汤，吃肉。

【功效主治】滋阴润燥，清热止渴，利水消肿。适用于高血压合并糖尿病患者。

苦瓜蚌肉汤

【组成】苦瓜200g，蚌肉60g，油、盐各适量。

【制法用法】将苦瓜和蚌肉一起煮汤，加油、盐调味。吃苦瓜、蚌肉，喝汤。

【功效主治】养阴清热，润燥止渴。适用于高血压合并糖尿病患者。

海参胰蛋汤

【组成】海参 6g，猪胰 1 具，鸡蛋 1 个，酱油适量。

【制法用法】将海参泡发，切片，与猪胰一同放入锅中炖熟，再放入去壳的鸡蛋，加酱油调味。佐餐食用。

【功效主治】补肾滋阴，养血润燥。适用于高血压合并糖尿病患者。

猪肚山药汤

【组成】猪肚 1 具，山药 30g，调料适量。

【制法用法】将猪肚洗净切碎，与山药一同加水煮熟，加入调料即成。佐餐食用。

【功效主治】补脾益胃，养阴生津。适用于高血压合并糖尿病患者。

鸭蛋银耳汤

【组成】鸭蛋 1 个，银耳 10g，冰糖适量。

【制法用法】银耳洗净，用水煮至将熟时打入鸭蛋，加冰糖，再煮至蛋熟即可。每日 1 次食用。

【功效主治】滋阴润肺。适用于高血压合并糖尿病患者。

菠菜银耳汤

【组成】菠菜根 100g，银耳 10g。

【制法用法】将菠菜根洗净，切碎；银耳用水浸泡 2 小时，洗净，加水煮30分钟，加入菠菜根，再煮熟即可。吃菜喝汤，每日1次。

【功效主治】清热滋阴，润燥止渴。适用于高血压合并糖尿病患者。

豇豆汤

【组成】带壳干豇豆50g。

【制法用法】豇豆加水煎煮。吃豆喝汤，每日1次。

【功效主治】滋阴益肾，生津止渴。适用于高血压合并糖尿病患者。

双瓜皮花粉汤

【组成】西瓜皮、冬瓜皮各15g，天花粉12g。

【制法用法】加水煎煮。每日分2次饮用。

【功效主治】清热祛湿利水。适用于高血压合并糖尿病患者。

猪胰荸荠汤

【组成】猪胰1具，荸荠、瘦猪肉200g，玉米须20g。

【制法用法】将猪胰洗净，除去脂肪部分，切块；瘦肉切薄片；荸荠洗净去皮，切成两半，与猪肉、胰脏一同放入砂锅中，加水用小火煮至水剩一半量时，加入玉米须和盐稍煮片刻。去玉米须佐餐服食。

【功效主治】滋阴润燥，清热利尿。适用于高血压合并糖尿病胃证患者。

菠菜根内金山药汤

【组成】菠菜根 50g，山药 30g，鸡内金 10g。

【制法用法】先将鸡内金焙干研末；菠菜根焯后切碎；山药洗净切片。然后把 3 味入锅中加水煮汤，调味即成。每日分 2 次服完。

【功效主治】生津止渴，补肺固肾。适用于高血压合并糖尿病患者。

山药芪粉汤

【组成】山药 20g，生黄芪、天花粉各 15g，知母、山茱萸各 12g。

【制法用法】加适量水煮汤。每日 1 剂，分 2 次服。

【功效主治】益气养阴，止渴缩尿。适用于高血压合并糖尿病患者。

天花粉麦冬饮

【组成】天花粉、麦冬各 15g，生石膏 30g。

【制法用法】加水适量，煎汤。每日分多次饮用。

【功效主治】养阴润燥，清热降火。适用于高血压合并糖尿病患者。

五汁饮

【组成】梨、荸荠、鲜苇根、麦冬、藕各适量。

【制法用法】将以上 5 味分别洗净，切碎，用纱布绞汁，混合均匀。任意服用。

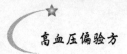

【功效主治】生津止渴。适用于高血压合并糖尿病肺证患者。

乌梅茶

【组成】乌梅 15g，茶叶 3g。

【制法用法】将乌梅与茶叶一同放杯中，加水冲泡。每日 1 剂，多次饮用。

【功效主治】清热养阴止渴。适用于高血压合并糖尿病患者。

麦麸玉竹茶

【组成】麦麸 50g，玉竹 10g，甘草 2g。

【制法用法】先将玉竹洗净后，晒干或烘干，研为细末，与麦麸、甘草粗粉充分混匀，一分为二，放入绵纸袋中，挂线封口备用。每天 2 次，每次 1 袋，放入杯中，用刚煮沸的开水冲泡，加盖，闷 15 分钟后即可饮用，一般每袋可连续冲泡 3~5 次。

【功效主治】补虚健脾，生津止渴。适用于高血压合并糖尿病患者。

天麻杜仲炖猪脑

【组成】天麻 15g，猪脑 1 具（约 100g），杜仲 15g，姜片 10g，葱段 10g，味精 0.5g，食盐 2g。

【制法用法】将天麻用清水洗净，温开水浸润后切成薄片；猪脑洗净，放入砂锅中，加入姜片、葱段、味精、食盐；杜仲清水洗净后，加水适量，大火煎沸，小火维持半小时；弃杜仲，将杜仲汤注入盛天麻和猪脑的砂锅中，大火烧沸，小火维持沸腾 10 分钟即成。佐餐食用。

【功效主治】补肝肾，强筋骨。适用于高血压合并糖尿病患者。

熏鸡拌芹菜

【组成】熏鸡肉（或八宝鸡肉）50g，芹菜200g，酱油、醋、花椒面适量。

【制法用法】将鸡肉切下，放入盘中，置蒸笼中蒸熟，取出放凉后，切成细肉丝；芹菜洗净，切成斜丝，用开水烫后，沥去水分入盘，上面摆放鸡丝，食时拌匀佐料。佐餐食用。

【功效主治】温中，益气，补精。适用于高血压合并糖尿病患者。

芹菜拌毛肚

【组成】芹菜300g，毛肚300g，香油30g，盐2g，味精1g，红泡椒2根，蒜泥10g。

【制法用法】将去掉根须和黄叶的芹菜洗净、切段，下沸水锅稍氽脆熟(1分钟以内)；将毛肚洗净，切成宽条，下沸水锅稍氽脆熟（一般毛肚刚卷起）起锅装盘；将红泡椒剁细，放入蒜泥、香油、味精拌匀，淋在刚脆熟的芹菜、毛肚上，拌匀食用。佐餐食用。

【功效主治】利尿，降压，补虚，健脾胃。适用于高血压合并糖尿病患者。

芡实煮老鸭

【组成】芡实120g，老鸭1只，食盐适量。

【制法用法】将芡实纳入鸭腹中，加水适量，文火煮2小时，

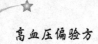

至肉烂，加食盐调味。佐餐食用。

【功效主治】滋阴补肾，健脾养胃。适用于高血压合并糖尿病患者。

猪胰炒山药

【组成】猪胰1具，山药30g，盐、花生油各适量。

【制法用法】先将山药洗净切片；猪胰洗净剁碎。然后在锅中倒入花生油，放山药、猪胰，炒熟加盐调味。佐餐食用。

【功效主治】益气养阴。适用于高血压合并糖尿病患者。

玉参焖鸭

【组成】玉竹、沙参各50g，老鸭1只，调味品适量。

【制法用法】将鸭子去毛洗净，除去内脏，放砂锅内，加入玉竹、沙参，加水适量，武火烧开后改用文火焖煮1小时以上，放入调料即可。食鸭肉，饮汤。

【功效主治】补肺滋阴。适用于高血压合并糖尿病患者。

金樱子煲鲫鱼

【组成】金樱子30g，鲫鱼1条。

【制法用法】将鲫鱼去肠留鳞，与金樱子一同加清水煲汤，用油、盐调味。吃鱼喝汤。

【功效主治】健脾固肾，止消渴。适用于高血压合并糖尿病患者。

兔肉山药花粉羹

【组成】兔肉500g，山药、天花粉各60g。

【制法用法】加水煎煮，至兔肉熟烂。取浓汁服，口渴即饮。

【功效主治】健脾益气，生津止渴。适用于高血压合并糖尿病患者。

桑椹芝麻散

【组成】鲜桑椹、黑芝麻各 15g。

【制法用法】将桑椹捣烂，芝麻研末，和匀即可。用温开水调服。

【功效主治】滋补肾阴。适用于高血压合并糖尿病患者。

玄参炖猪肝

【组成】玄参 15g，猪肝 500g，菜油、葱、姜、酱油、料酒、白糖、水淀粉各适量。

【制法用法】先将猪肝洗净，与玄参一同放锅内，加水适量，煮 1 小时，捞出猪肝，切成小片备用。再将菜油入锅中，放入葱、姜，稍炒后再放入猪肝片，加酱油、白糖、料酒少许，入原汤适量收汁，勾入水淀粉使汤汁透明。佐餐食用。

【功效主治】滋阴，养肝，明目。适用于高血压合并糖尿病患者。

黑豆炖猪肉

【组成】黑豆 50g，瘦猪肉 100g。

【制法用法】先将猪肉加水煮沸，弃汤，再加水下黑豆炖至肉烂豆熟。调味后喝汤食肉。

【功效主治】补肾，健脾，利水。适用于高血压合并糖尿病患者。

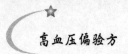

二、合并高脂血症

麦麸陈皮粟米粥

【组成】麦麸 30g，陈皮 10g，粟米 100g。

【制法用法】将麦麸、陈皮拣去杂质，晒干或烘干，研成极细末，待用；将粟米淘洗干净，放入砂锅，加水适量，大火煮沸，改用小火煨煮 30 分钟，调入麦麸、陈皮细末，拌和均匀，继续用小火煨煮至粟米酥烂、粥稠即可。作主食食用。

【功效主治】健脾理气，和血降脂。适用于高血压合并高脂血症患者。

荞麦粥

【组成】荞麦粉 150g，精盐少许。

【制法用法】锅中放入清水烧开，倒入荞麦粉搅匀，煮沸后改用小火略煮，再以精盐调味成。作主食食用。

【功效主治】健脾降脂。适用于高血压合并高脂血症患者。

奶香麦片粥

【组成】粳米 100g，牛奶 250ml，燕麦片 30g，白砂糖 10g，高汤 600ml。

【制法用法】将粳米洗净，用冷水浸泡半小时，捞出，沥干水分；坐锅点火，加入粳米、高汤煮沸后，再转入小火熬煮成粥；在粥中冲入鲜牛奶，用中火煮沸；加入麦片及白糖，搅拌均匀，出锅，装碗即可。早晚 2 次分食。

【功效主治】降压降脂。适用于高血压合并高脂血症患者。

山楂粥

【组成】山楂 30g，粳米 50g，冰糖适量。

【制法用法】将山楂洗净，切片去核；粳米淘净。将山楂片与粳米一同放入锅中，加水适量，先用武火煮沸，再改用文火慢慢熬煮，粥成后加适量冰糖，调匀即可。每日分 2 次服食。

【功效主治】健脾消食，活血祛瘀。适用于高血压合并高脂血症患者。

冬瓜鸭粥

【组成】冬瓜 1 个，光鸭 1 只，粳米 300g，鲜荷叶半张，冬菇 5 个，陈皮 3g。

【制法用法】将冬瓜洗净，连皮切厚块，与粳米、陈皮、鲜荷叶一同煮粥。光鸭于油锅内煎爆至出香味，铲起放入粥内同煲，鸭熟烂时捞起切片，用葱、姜、麻油调味，入粥中。每日早、晚适量食用。

【功效主治】清暑祛湿，利尿消肿，化浊降脂。适用于高血压合并高脂血症患者。

玉米粥

【组成】玉米粉、粳米各 30g。

【制法用法】将粳米淘净，加水先煮，玉米粉调成糊状，待粳米煮至开花时将玉米糊调入粥中，再煮片刻即可。每日早、晚服用。

【功效主治】和中养胃，利尿降浊。适用于高血压合并高脂血症患者。

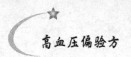

南瓜麦麸粥

【组成】青嫩南瓜 250g，麦麸 50g，小米 50g。

【制法用法】将南瓜洗净，切成小方块，入锅加水煮至六成熟时，再入小米，煮熟后，加麦麸，充分拌和均匀，煮熟即成。早晚 2 次分食，也可一日三餐食用，当天吃完。

【功效主治】滋阴补肾，健脾止渴。适用于高血压合并高脂血症患者。

小米蒲菜粥

【组成】小米 100g，蒲菜 150g，盐 2g。

【制法用法】将蒲菜去掉老皮，冲洗干净，放入沸水锅内氽透后捞出，过凉后切细；小米淘洗干净，用冷水浸泡半小时后捞出，沥干水分；取锅放入冷水、小米，旺火煮沸后，加入蒲菜，再改用小火续煮至粥成，然后加入盐调味即可。早晚 2 次分食。

【功效主治】调节血压、血脂。适用于高血压合并高脂血症患者。

杞子菊花粥

【组成】枸杞子 20g，菊花 10g，粳米 60g。

【制法用法】将枸杞子、菊花加水煎煮，去药渣后，加入粳米煮成粥。每日 1 次食用。

【功效主治】滋补肝肾，清热平肝。适用于高血压合并高脂血症患者。

丹参玉竹粥

【组成】丹参、玉竹各 10g，粳米 50g。

【制法用法】先将丹参、玉竹加水适量，煎煮 20 分钟，取药汁，再加粳米煮粥。每日 1 次食用。

【功效主治】活血祛瘀，滋阴养血。适用于高血压合并高脂血症患者。

决明子粥

【组成】决明子 15g，粳米 60g，白菊花 10g，冰糖少许。

【制法用法】将决明子放入锅中炒至微有香气，取出待冷，与白菊花同煎，去渣取汁，放入粳米煮粥，将熟时加入冰糖，融化后即成。每日早、晚食用。

【功效主治】清热降火，平肝潜阳。适用于高血压合并高脂血症患者。

海带决明汤

【组成】海带 20g，草决明 15g。

【制法用法】将上 2 味一同放入锅中加水煎煮，至海带熟烂。吃海带，喝汤。

【功效主治】清热平肝，化痰软坚，降压降脂。适用于高血压合并高脂血症患者。

萝卜橘皮汤

【组成】鲜白萝卜 100g，橘皮 15g。

【制法用法】将上 2 味一同放入锅中加水煎汤。加冰糖适量

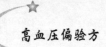

饮用，每日 1 次。

【功效主治】消食导滞，化痰降浊。适用于高血压合并高脂血症患者。

芹菜黑枣汤

【组成】芹菜 250g，黑枣 100g。

【制法用法】芹菜择洗干净，切段；黑枣洗净去核，与芹菜一同加水煮汤。每日 1 次食用。

【功效主治】滋补肝肾，祛脂降压。适用于高血压合并高脂血症患者。

赤小豆鲫鱼汤

【组成】赤小豆 60g，鲜鲫鱼 1 条，紫皮大蒜 1 枚，葱白 1 段。

【制法用法】将鲜鲫鱼去鳞净膛后，与赤小豆、大蒜、葱白一同用文火炖熟。食鱼，喝汤。

【功效主治】健脾祛湿，利水消肿，消痰降脂。适用于高血压合并高脂血症患者。

鲤鱼山楂鸡蛋汤

【组成】鲤鱼 1 条，山楂片 25g，鸡蛋 1 个，面粉 150g，葱、姜、盐、料酒、白糖各适量。

【制法用法】将鲤鱼去鳞、鳃及内脏，洗净切块，加入盐、料酒腌渍 15 分钟；面粉中加入清水和白糖，打入鸡蛋，搅和成糊；将鱼块下入面糊中浸透，取出，蘸上干面粉，下入爆过姜片的油锅中翻炒 3 分钟捞起；山楂片加适量水并在火上煮烂，加调料及生面粉糊，制成芡汁，倒入炸好的鱼块煮 15 分钟，撒上葱和味精即可。每日分 2 次食用。

【功效主治】健脾利湿，下气消痰，降血脂。适用于高血压合并高脂血症患者。

荷叶冬瓜汤

【组成】鲜荷叶 1 张，冬瓜 500g。

【制法用法】将冬瓜洗净切块，与荷叶一同煲汤。饮汤，食冬瓜。

【功效主治】清热化痰，利尿除湿。适用于高血压合并高脂血症患者。

三鲜降压汤

【组成】海带、海藻各 50g，干贝 30g，油、盐各适量。

【制法用法】将上 3 味一同放入锅中加水煮熟，加油、盐调味一，吃菜，喝汤，每日 1 剂，连用 1 周。

【功效主治】滋补肝肾，清热消痰。适用于高血压合并高脂血症患者。

山楂菊花茶

【组成】菊花 10g，山楂片 20g，茶叶 6g。

【制法用法】用沸水冲泅。代茶饮用。

【功效主治】清热平肝，化痰消食，活血祛瘀。适用于高血压合并高脂血症患者。

山楂消脂饮

【组成】鲜山楂 30g，生槐花 5g，草决明 10g，嫩荷叶 15g。

【制法用法】将上 4 味药放入锅内，加水煎煮，山楂将烂时，用勺将其碾碎，再煮 10 分钟，去渣取汁，加白糖少量搅匀。每日 1 剂，分多次饮用。

【功效主治】清肝火，散瘀血，化痰浊。适用于高血压合并高脂血症患者。

五花茶

【组成】玫瑰花、茉莉花、白扁豆花、茶叶各 30g，代代花、白菊花各 10g。

【制法用法】混合均匀，分为 20 包，装入纱布袋内。每日 1 包，用开水冲泡，代茶饮。

【功效主治】清热化痰，健脾消食。适用于高血压合并高脂血症患者。

海带木耳羹

【组成】海带、黑木耳各 15g，瘦猪肉 60g。

【制法用法】将海带、黑木耳洗净发透；瘦肉切成丝，与海带、木耳一同放入锅中煮熟，加淀粉汁勾成羹，再加味精少许即可。佐餐食用。

【功效主治】清热化痰养血。适用于高血压合并高脂血症患者。

芹菜蜂蜜方

【组成】鲜芹菜、蜂蜜各适量。

【制法用法】将芹菜洗净，放入沸水中焯 2 分钟，切碎绞汁，加等量蜂蜜。每次 40ml，每日 3 次。

【功效主治】清肝利湿，祛脂降压。适用于高血压合并高脂血症患者。

花生仁拌芹菜

【组成】花生仁60g，芹菜150g，豆油少许，酱油、花椒油、味精、盐、白糖各适量。

【制法用法】将豆油烧热，放入花生仁，炸酥捞出去皮；芹菜切段，用开水焯一下，投入凉开水后捞出，沥净水分。把芹菜码在盘子边上围成圈，再把花生仁堆放在芹菜圈中，浇上调味品，搅拌即成。适量佐餐食用。

【功效主治】清热利水，降压降脂。适用于高血压合并高脂血症患者。

海带炖鸭肉

【组成】海带60g，鸭1只。

【制法用法】将海带洗净，鸭肉切块。2味一同放入锅中加水炖熟，加食盐少许调味。佐餐食用，每日1次。

【功效主治】补阴抑阳，降压降脂。适用于高血压合并高脂血症患者。

芹菜拌豆腐

【组成】芹菜150g，豆腐250g，香油、盐少许。

【制法用法】将鲜芹菜洗净后微煮，凉后切碎，加香油、盐少许，与豆腐拌和。佐餐食用。

【功效主治】清热平肝，降压降脂。适用于高血压合并高脂血症患者。

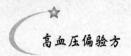
核桃仁拌芹菜

【组成】芹菜 300g，核桃仁 50g，精盐少许，味精和香油各适量。

【制法用法】将芹菜洗净切成丝，用沸水焯一下，再过凉开水，沥干后加精盐、味精和香油，装盘备用；将核桃仁用开水泡软，剥去外皮，再用开水泡 5 分钟后取出放在芹菜上，拌匀即可。佐餐食用。

【功效主治】清热平肝，降压降脂。适用于高血压合并高脂血症患者。

凉拌马齿苋

【组成】鲜马齿苋嫩茎 30g~50g，香油、精盐各适量。

【制法用法】将马齿苋除去须根，洗净，用沸水焯一下，沥去水分，加盐和香油即可。每日佐餐食用。

【功效主治】清热凉血，降压降脂。适用于高血压合并高脂血症患者。

麦冬芹笋

【组成】麦冬 10g，芹菜、嫩竹笋各 150g。

【制法用法】将麦冬蒸熟，芹菜切段，竹笋切片。将以上 3 味一同放入油锅中炒熟，加入盐和味精调味即可。佐餐食用。

【功效主治】养阴清热，降压降脂。适用于高血压合并高脂血症患者。

三、合并冠心病

淡菜粳米粥

【组成】淡菜 60g，粳米 120g。

【制法用法】将淡菜用温水泡发后洗净，再加水适量煮沸去杂；将粳米淘洗干净，加水适量，放入砂锅内与淡菜一起煮成粥即可。早餐或者晚餐食用。

【功效主治】通血脉，补钙降压。适用于高血压合并冠心病患者。

玉竹参枣粥

【组成】玉竹、党参各 10g，大枣 15g，大米 50g。

【制法用法】将玉竹、党参加水煎煮，去药渣，用药液添水加大米和大枣煮粥。每日 2 次服食。

【功效主治】益气和中，养阴补血。适用于高血压合并冠心病患者。

丹参粥

【组成】丹参 10g，檀香、砂仁各 6g，粳米 50g，红糖适量。

【制法用法】先将丹参、檀香、砂仁加水煎煮，去渣取汁。再将粳米煮粥，粥将熟时加入药汁和红糖，再稍煮即可。每日 2 次，早、晚温热服用。

【功效主治】行气活血，化瘀止痛。适用于高血压合并冠心病患者。

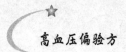

茯苓赤小豆粥

【组成】茯苓 15g，赤小豆 20g，粳米 60g。

【制法用法】将上 3 味一同放入锅中加水煮粥。每日晨起温服，连服 1 周。

【功效主治】健脾，化湿，祛痰。适用于高血压合并冠心病患者。

瓜蒌薤白半夏粥

【组成】瓜蒌 15g，薤白、半夏各 10g，粳米 50g，白糖适量。

【制法用法】将瓜蒌、薤白、半夏加水煎煮，去掉药渣，用药汁煮粥，加白糖调味。每日 2 次，温服。

【功效主治】通阳散寒，行气化瘀。适用于高血压合并冠心病患者。

桃仁粥

【组成】桃仁 10g（去皮），粳米 50g，砂糖适量。

【制法用法】将桃仁捣烂如泥，加水研汁，去渣，与粳米、砂糖同煮为粥。每日空腹服食，连用 1 周。

【功效主治】活血，祛瘀，止痛。适用于高血压合并冠心病患者。

葱白薤白粥

【组成】葱白、薤白各 15g，川芎 6g，粳米 60g。

【制法用法】将川芎加水煎煮，去渣取汁，与葱白、薤白、粳米同煮为粥。每日早、晚服食。

【功效主治】宣痹通阳，理气活血。适用于高血压合并冠心病患者。

川芎红花粥

【组成】川芎、红花各 6g，粳米 50g，白糖适量。

【制法用法】先将川芎、红花加水煎汁，去渣后加入淘净的粳米，煮至粥熟后加白糖。每日早、晚温热服食。

【功效主治】行气活血，祛瘀止痛。适用于高血压合并冠心病患者。

木耳猪肉汤

【组成】黑木耳 6g，瘦猪肉 50g，佛手 10g，薏米 25g。

【制法用法】将上 4 味一同放入锅中加水煮汤。每日 1 次，佐餐食用。

【功效主治】化痰浊，散瘀血。适用于高血压合并冠心病患者。

山楂荷叶薏米汤

【组成】山楂、荷叶、薏米各 50g，葱白 30g。

【制法用法】将上 4 味一同放入锅中加水煎汤。每日 1 次，代茶频饮。

【功效主治】宣痹通阳，活血化瘀，健脾祛湿。适用于高血压合并冠心病患者。

海参汤

【组成】海参 30g，大枣 5 枚，冰糖适量。

【制法用法】将海参炖烂后，加大枣、冰糖再炖 15~20 分钟即成。每日清晨空腹服食 1 次，疗程不限。

【功效主治】益气养阴。适用于高血压合并冠心病患者。

猪心芭蕉花汤

【组成】猪心 1 个，芭蕉花 250g。

【制法用法】加水煎煮。吃猪心，喝汤。

【功效主治】补心气，益心阴，通心脉。适用于高血压合并冠心病患者。

桂圆银耳汤

【组成】桂圆肉 10g，银耳 6g。

【制法用法】将银耳泡开洗净，与桂圆肉一起加水煮熟，加少量冰糖。每日 1 次食用。

【功效主治】益气补中，养阴生津。适用于高血压合并冠心病患者。

山楂扁豆韭菜汤

【组成】山楂、韭菜各 30g，白扁豆 20g，红糖适量。

【制法用法】将上 3 味放入锅中加水煎煮，熟后用红糖调味即可。每日 1 次。

【功效主治】活血化瘀，宣痹通阳。适用于高血压合并冠心病患者。

柿叶山楂茶

【组成】柿叶 10g，山楂 12g，茶叶 3g。

【制法用法】用沸水冲泡 15 分钟。每日分多次饮用。

【功效主治】活血化瘀，清热平肝。适用于高血压合并冠心病患者。

灵芝三七饮

【组成】三七粉 3g，灵芝 30g。

【制法用法】将灵芝加水，煎煮 2 次，用灵芝汤送服三七粉。每日分 2 次服用。

【功效主治】活血，通脉，止痛。适用于高血压合并冠心病患者。

玉竹速溶饮

【组成】玉竹 250g，白糖 300g。

【制法用法】将玉竹加水煎煮 3 次，把滤液合并，用小火熬至浓稠，拌入白糖，搅匀，晒干后装瓶备用。每次 10g，每日 2 次，开水冲化。

【功效主治】补益心阴。适用于高血压合并冠心病患者。

山药大枣羹

【组成】山药 20g，大枣 10 枚。

【制法用法】将大枣去核，与山药一同加水煮熟为羹，再加适量白砂糖，搅匀即可。每日 1 次服食。

【功效主治】健脾益肾，养血安神。适用于高血压合并冠心病患者。

鸽蛋烧海参

【组成】鸽蛋 20 个，水发海参 300g，佐料各适量。

【制法用法】将海参洗净，沿纵向切成 3 条，入沸水锅内焯透，捞出放入凉水中；将鸽蛋煮熟捞出，用冷水过凉，剥去蛋壳；在炒锅内放入猪油烧热，再放入大葱、生姜、料酒、酱油、清汤、加入鸽蛋、海参烧沸，拣去葱、姜，加入味精、胡椒粉、芝麻油炒匀即成。佐餐食用。

【功效主治】补气养心，强身健脑。适用于高血压合并冠心病患者。

蜜饯山楂

【组成】生山楂 500g，蜂蜜 250g。

【制法用法】将生山楂洗净，去果柄和果核，放入锅内，加水适量，煮至将熟，水快耗干时加入蜂蜜，用小火煎熬收汁，待冷后放入瓶罐中贮存。每日 2 次，每次 20g。

【功效主治】活血祛瘀，消食开胃。适用于高血压合并冠心病患者。

干姜酒

【组成】干姜末 15g，清酒 600ml。

【制法用法】将酒温热，干姜末放入酒中。每次 10ml，每日 3 次。

【功效主治】温中益气，通阳散寒。适用于高血压合并冠心病患者。

猪心炖二参

【组成】猪心 1 个，党参 15g，丹参 30g。

【制法用法】将猪心剖开洗净，与党参、丹参一同放入锅中，加水适量，用文火炖熟，加盐调味即可。佐餐食用。

【功效主治】益气养阴，活血通脉。适用于高血压合并冠心病患者。

红杞子鸡

【组成】童子鸡 1 只，红花 6g，枸杞子 15g，盐、姜、酒少许。

【制法用法】将童子鸡去内脏，洗净，将红花纳入鸡腹内，加调料，清蒸。吃鸡肉，喝汤。

【功效主治】益气养阴，活血散瘀。适用于高血压合并冠心病患者。

肉末炒蚕豆

【组成】猪肉末 25g，鲜嫩蚕豆 60g，佐料各适量。

【制法用法】将油锅烧热后先煸葱、姜，再入肉末，炒至半熟时，加盐、酱油、蚕豆，适量加水，炒熟即可。佐餐食用。

【功效主治】健脾益胃，燥湿化痰，利水消肿。适用于高血压合并冠心病患者。

玉竹卤猪心

【组成】玉竹 30g，猪心 1 个，佐料各适量。

【制法用法】玉竹煎煮 2 次，将 2 次药液合并。猪心剖开，洗净血水，与葱、姜、花椒等共入药汁中，置砂锅内，用武火煮开后，改用文火煮至猪心六成熟，捞出晾干，再将猪心置卤汁锅中，文火煮熟，捞出切片，稍加调料即可食用。佐餐食用。

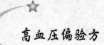

【功效主治】滋阴生津，益气养心。适用于高血压合并冠心病患者。

四、合并肥胖症

茯苓荷叶粥

【组成】茯苓 30g，荷叶 10g，粳米 50g。

【制法用法】将荷叶加水煎汤去渣，用荷叶汁与茯苓、粳米同煮为粥。每日 1 次食用。

【功效主治】健脾升阳，利水除湿。适用于高血压合并肥胖症患者。

红豆粥

【组成】红小豆、粳米各 50g。

【制法用法】将红小豆、粳米淘净入锅中，加水适量，武火煮沸后用文火熬煮成粥。每日 1 次服食。

【功效主治】利水渗湿，健脾益气。适用于高血压合并肥胖症患者。

薏米粥

【组成】薏米 30g，白糖适量。

【制法用法】将薏米洗净，放入砂锅内，加水适量，用武火煮沸后改文火煨熬，薏米熟烂后加白糖即可。每日早、晚食用。

【功效主治】健脾利湿。适用于高血压合并肥胖症患者。

参苓粥

【组成】党参6g，茯苓15g，生姜3g，粳米100g。

【制法用法】将党参切成薄片，茯苓捣碎，上2味药物浸泡半小时，加水煎煮2次，两次煎的药液合并后与粳米一同煮粥。每日早、晚各1次。

【功效主治】健脾利水除湿。适用于高血压合并肥胖症患者。

黄芪冬瓜粥

【组成】炙黄芪20g，鲜冬瓜100g，粳米60g。

【制法用法】将黄芪洗净切片，加水煎煮2次，取药汁与粳米、冬瓜一同入锅，加水煮粥。每日1次食用。

【功效主治】益气健脾，利水渗湿。适用于高血压合并肥胖症患者。

薏米杏仁粥

【组成】薏米30g，杏仁10g，冰糖少许。

【制法用法】将薏米淘净，杏仁去皮尖。将薏米放入锅中，加水煮沸，改文火熬至半熟，加入杏仁，继续煮至粥熟。加冰糖服用。

【功效主治】健脾，利湿，祛痰。适用于高血压合并肥胖症患者。

芡实荷叶粥

【组成】芡实、山药各适量，粳米60g，鲜荷叶2张。

【制法用法】先将芡实煮熟，去壳晒干，与山药共研细末，每次取 30g，加入粳米、荷叶共煮为粥。去荷叶温服。

【功效主治】补肾健脾，利水消肿。适用于高血压合并肥胖症患者。

茯苓薏米粥

【组成】茯苓粉 15g，薏米 60g。

【制法用法】将上 2 味一同放入锅中加水煮粥。每日 1 次服食，连用 1 周。

【功效主治】健脾化湿。适用于高血压合并肥胖症患者。

冬瓜薏米粥

【组成】鲜冬瓜 60g，粳米、薏米各 30g。

【制法用法】将上 3 味一同放入锅中加水煮粥。每日 1 次服食。

【功效主治】利水消肿，健脾化痰。适用于高血压合并肥胖症患者。

茯苓百合粥

【组成】白茯苓、百合各 15g，粳米 60g。

【制法用法】将茯苓、百合共研细粉，与粳米共煮为粥。每日 1 次，可经常食用。

【功效主治】健脾益胃，祛湿减脂。适用于高血压合并肥胖症患者。

泽泻荷叶粥

【组成】泽泻 10g，鲜荷叶 1 张，粳米 50g，白糖适量。

【制法用法】先将泽泻用水煎煮取汁，加粳米煮粥，将熟时用荷叶覆盖粥上，小火焖约15分钟，揭去荷叶，粥成淡绿色，再煮沸即可。加白糖服食。

【功效主治】利湿消肿，降脂减肥。适用于高血压合并肥胖症患者。

白茯苓粥

【组成】白茯苓30g，粳米60g。

【制法用法】将白茯苓研粉，与粳米一同加水煮粥，加适量白糖拌匀。每日早、晚服用。

【功效主治】健脾渗湿，利尿消肿。适用于高血压合并肥胖症患者。

补骨脂粥

【组成】补骨脂15g，粳米50g。

【制法用法】将补骨脂加水煎煮20分钟，去渣取汁，加入粳米煮成粥。温热服食。

【功效主治】补脾温肾。适用于高血压合并肥胖症患者。

绿豆粥

【组成】绿豆20g，粳米50g。

【制法用法】将绿豆和粳米淘净，先煮绿豆，熟后加粳米煮成粥。每日早、晚服食。

【功效主治】利水消肿，健脾和胃。适用于高血压合并肥胖症患者。

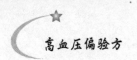

冬瓜仁粥

【组成】冬瓜仁 30g，粳米 60g。

【制法用法】将冬瓜仁加水煎煮，去渣取汁，加入粳米煮成粥。每日早、晚服食。

【功效主治】清热化痰，利水消肿。适用于高血压合并肥胖症患者。

赤豆内金荷叶粥

【组成】赤小豆 50g，鸡内金 15g，荷叶 1 张，粳米 100g。

【制法用法】先将荷叶洗净，切碎；鸡内金研末备用。再将赤小豆入锅中，加水煮熟，放入粳米、鸡内金末和荷叶，煮至粥熟。每日早、晚服食。

【功效主治】清热利湿，消积健脾。适用于高血压合并肥胖症患者。

参芪鸡丝冬瓜汤

【组成】鸡胸脯肉、冬瓜片各 200g，党参、黄芪各 6g。

【制法用法】将鸡胸脯肉切丝，与党参、黄芪同放砂锅内，加水 500ml，用小火炖至八成熟，放入冬瓜片，熟后加盐和味精即可。佐餐食用。

【功效主治】健脾益气，利湿减肥。适用于高血压合并肥胖症患者。

鲢鱼豆腐汤

【组成】鲢鱼 1 条，豆腐 1 块，葱、酱油、料酒各适量。

【制法用法】将鲢鱼剖开，去肠杂，洗净切块；豆腐切块。锅烧热，用1块生姜反复擦锅后放油烧热，放鲢鱼下锅，文火煎成两面金黄色，放入豆腐，加水、酱油、料酒、葱段，待鱼肉熟起锅。喝汤，食鱼肉、豆腐。

【功效主治】健脾和胃，利水消肿。适用于高血压合并肥胖症患者。

竹笋西瓜皮鲤鱼汤

【组成】鲤鱼1条（约750g），鲜竹笋500g，西瓜皮500g，眉豆60g，生姜、大枣各适量，调味品适量。

【制法用法】将竹笋削去硬壳，再削去老皮，切片，水浸1天；鱼去鳃、内脏（不去鳞）后洗净；眉豆、西瓜皮、生姜、大枣（去核）洗净；全部材料放入开水锅内，武火煮沸后，文火煲2小时，调味供用。吃鱼喝汤。

【功效主治】祛湿降浊，健脾利水。适用于高血压合并肥胖症患者。

萝卜海带汤

【组成】白萝卜200g，海带100g。

【制法用法】将海带洗净，用温水浸泡数小时，然后和水一起放入砂锅中，先用武火煮沸，将切成片的萝卜入锅，改文火煨炖，直至熟烂。清晨空腹服食，可连服数月。

【功效主治】健脾化痰，除湿降浊。适用于高血压合并肥胖症患者。

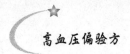

三仙饮

【组成】鲜山楂、鲜白萝卜各 60g，鲜橘皮 30g。

【制法用法】加水煎煮。加适量冰糖代茶饮。

【功效主治】消食化痰，健脾祛湿。适用于高血压合并肥胖症患者。

橘皮荷叶山楂饮

【组成】橘皮 10g，荷叶 1 张，炒山楂 6g。

【制法用法】将橘皮、荷叶切丝，与山楂一同加水煎煮，滤取药汁，加适量白糖。每日 1 次，温服。

【功效主治】健脾利湿，消食导滞。适用于高血压合并肥胖症患者。

健脾饮

【组成】橘皮 10g，荷叶、麦芽各 15g，炒山楂 3g。

【制法用法】将橘皮、荷叶切丝，与山楂、麦芽一同加水煎煮，30 分钟后去渣取汁，加适量白糖。温服，每日 1 次。

【功效主治】健脾利湿，消食导滞，降脂减肥。适用于高血压合并肥胖症患者。

陈皮车前减肥茶

【组成】陈皮 3g，车前子、绿茶各 5g。

【制法用法】将上 3 味一同置于杯中，加沸水冲泡。代茶饮用。

【功效主治】健脾祛湿，利尿减肥。适用于高血压合并肥胖症患者。

蚕豆饮

【组成】陈蚕豆 100g，红糖适量。

【制法用法】将蚕豆洗净，连壳放入锅中，加红糖，加水 500ml，煮至 100ml。每日 1 次，代茶饮用。

【功效主治】健脾渗湿。适用于高血压合并肥胖症患者。

橘杏丝瓜饮

【组成】橘皮、杏仁、老丝瓜各 10g，白糖少许。

【制法用法】将老丝瓜、橘皮洗净，杏仁去皮。3 味一同放入锅中，加水适量，先用武火煮沸，再用文火煎煮 30 分钟，稍凉去渣，加白糖拌匀。代茶饮用。

【功效主治】化痰行气，健脾祛湿。适用于高血压合并肥胖症患者。

三花减肥茶

【组成】玫瑰花、茉莉花、代代花、川芎、荷叶各 10g。

【制法用法】将以上药物共研粗末，混合，分成 5 包，每包 10g，每日取 1 包，沸水冲泡后饮用。

【功效主治】化痰湿。适用于高血压合并肥胖症患者。

消积饼

【组成】鸡内金、莱菔子各 50g，焦山楂、麦芽、谷芽各 100g，白萝卜 500g，面粉、白糖适量。

【制法用法】将生萝卜绞压取汁；其余药物炒后研细末。将面粉与药末混合，加适量小苏打粉和白糖，加入萝卜汁，拌和擀成饼，烤熟即可。每日饭前食1小饼。

【功效主治】消食化积，轻身减肥。适用于高血压合并肥胖症患者。

鲜汁春笋

【组成】嫩春笋尖500g，干虾仁、精盐、味精、料酒、植物油、鲜汤、葱姜汁、湿淀粉各适量。

【制法用法】将春笋尖切成两片，用刀面拍松。炒锅置火上，放油烧至四成熟，下笋片炸熟，捞出后控油。炒锅里留些油，放入鲜汤、虾仁、葱姜汁、精盐、料酒、笋片，烧入味，添加味精，颠炒几下，用湿淀粉勾芡，盛到盘里即可。佐餐食用。

【功效主治】清热化痰，益气和胃。适用于高血压合并肥胖症患者。

山楂汁拌黄瓜

【组成】嫩黄瓜5条，山楂30g，白糖50g。

【制法用法】先将黄瓜去皮、心及两头，洗净切成条状。山楂洗净，入锅中加水200ml，煮约15分钟，取汁液100ml。黄瓜条入锅中加水煮熟，捞出。山楂汁中放入白糖，在文火上慢熬，待糖融化，投入已控干水的黄瓜条拌匀即成。佐餐食用。

【功效主治】清热降压，减肥消积。适应于高血压合并肥胖症患者。

醋黄豆

【组成】食醋、黄豆各适量。

【制法用法】将黄豆炒熟，装入瓶中占 1/3，倒入食醋，加盖，1 周即成。每天 1 匙饮服，腹泻减量。

【功效主治】补虚降脂。适用于高血压合并肥胖症患者。

鸡片烩蚕豆

【组成】鸡胸脯肉、鲜蚕豆各 60g，鸡蛋 1 个，味精、料酒、淀粉、葱、姜、盐各适量。

【制法用法】先将鸡胸脯肉切成薄片，用料酒和盐调汁浸好；再将蛋清打好，调入鸡片中。用少量肉汤或水入锅煮开，放入浸好的鸡片、蚕豆、葱、姜、盐、味精等，用文火煮熟，然后加入淀粉汁，煮开即可。佐餐食用。

【功效主治】健脾和胃，益气养血，利水消肿。适用于高血压合并肥胖症患者。

果仁排骨

【组成】草果仁 6g，薏苡仁 30g，排骨 1500g，冰糖 300g，调料适量。

【制法用法】将草果仁、薏苡仁加水煎煮 2 次，去渣取药液，将排骨放入，煮至将熟，捞出晾凉；再将卤汁烧沸，放入排骨，卤至熟透。另取卤汁放入冰糖、盐、味精，煮成浓汁，加入料酒，均匀地涂在排骨外面。适量食用。

【功效主治】健脾燥湿。适用于高血压合并肥胖症患者。

鲜味莴苣

【组成】莴苣 200g，食盐少许，料酒、味精各适量。

【制法用法】先将莴苣削皮洗净，切成细丝，再加食盐，搅拌均匀，去汁后将调料放入，拌匀即可。佐餐食用。

【功效主治】健脾利水。适用于高血压合并肥胖症患者。

五、合并肾功能减退

众所周知，长期高血压可引起心、脑、肾等靶器官的损害，最后可导致心、脑、肾功能衰竭的严重后果。

一般来说，在高血压早期相当长一段时间内，并不会引起明显的肾脏病变。只是表现为对高钠或血容量扩张的适应能力减弱，如饮食过咸、饮水过多时易出现水肿、血压上升。

此后，逐渐会出现肾小管浓缩稀释功能下降，表现为夜尿增多，肾小球内压力增加，造成尿微量蛋白排泄增加。待 5 年以后可出现轻度到中度肾小动脉硬化，继而肾实质缺血、萎缩、纤维化，肾功能逐步减退，表现为血肌酐上升，同时伴血尿素氮及血尿酸上升。

当肾脏缺血后肾血管内皮受损，引起了一系列由肾脏释放的缩血管及扩血管物质平衡失调，升压物质产生增加，促使已经升高的血压更加升高。由此，高血压与肾脏之间产生"恶性循环"，最后会导致肾功能衰竭。因此，高血压合并肾功能减退的患者，更需要在医生的指导下严格选择既能降压，又能保护肾脏安全、有效的降压药。本病除了进行必要的药物治疗外，适宜的中医食疗也很重要。

仙人粥

【组成】制何首乌30~60g，山药40g，粳米100g，红枣 3~5 枚，红糖适量。

【制法用法】将制首乌、山药煎取浓汁，去渣；同粳米、红枣同入砂锅内煮粥，粥将成时，放入红糖少许以调味，再煮一二沸即可。每日 1 次。

【功效主治】补气血，益肝肾。适用于肾性高血压患者。

核桃栗子粥

【组成】核桃 50g，栗子 50g，粳米 50g，白糖适量。

【制法用法】将核桃仁及栗子去皮后切碎，与粳米一同入锅，加水适量煮粥，将熟时放入白糖稍煮即可。每日 1 次。

【功效主治】健脾补肾，利水降压。适用于高血压合并肾病患者。

巴戟苁蓉鸡肠汤

【组成】鸡肠 100g，巴戟天 12g，肉苁蓉 15g，生姜适量。

【制法用法】将鸡肠搓洗干净，切段；将巴戟天、肉苁蓉分别洗净；装入纱布袋内，扎紧袋口，与鸡肠同放砂煲内，加清水适量和姜片、精盐，武火煮沸后，改用文火煮 1 小时，捞出药袋，调味即成。佐餐食用。

【功效主治】温肾固摄。适用于高血压合并肾病患者。

西瓜翠衣加草决明汤

【组成】西瓜翠衣（西瓜皮肉）200g，草决明 10g。

【制法用法】将西瓜皮洗净，切成小块，同草决明（布包）入锅，加水适量煎煮 20 分钟，去渣取汁即成。每日 1 次。

【功效主治】清热解毒，利尿除烦。适用于肾性高血压患者。

玉米蝉蜕汤

【组成】玉米须 6g，玉米 20 粒，蝉蜕 3 个，蛇蜕 1 条。

【制法用法】将以上 4 味洗净后置锅中，加水适量，于火上煎煮为汤。每日 1 次。

【功效主治】疏风解毒，利水消肿，补胃益脾。适用于高血压合并急性肾炎和肾盂肾炎患者。

昆布排骨汤

【组成】昆布（海带）200g，猪排骨 1000g，植物油、黄酒、细盐各适量。

【制法用法】将昆布浸泡在冷水中，大约 2 小时，海带发胀后，洗净，切成粗丝；排骨洗净，切成小块；起油锅放植物油 2 匙，用中火烧热油后，先倒入排骨，随即翻炒 5 分钟后再加黄酒 3 匙，水少许，再焖烧 5 分钟；烧至出香味时，盛入大砂锅内；将海带倒入砂锅内，加冷水浸没，与排骨同煨。先用旺火烧开，加黄酒 1 匙，后改用小火慢炖 2 小时，加细盐 1 匙。再煨半个小时，至排骨海带均已酥软，离火，加味精调味即成。佐餐食用。

【功效主治】益气养血，软坚通脉。适用于高血压合并肾病综合征患者。

六、合并高尿酸血症

高血压患者易患高尿酸血症的确切原因目前尚不很清楚。但有学者认为，这可能与下列因素有关：①由高血压引起的血管病变可使相关的组织缺氧。这可使患者体内乳酸的生成增多。乳酸可抑制尿酸从肾脏排出，从而引起血中尿酸增多。②利尿药一直被认为是抗高血压的首选药物。但部分高血压患者，在长期使用噻嗪类利尿剂进行降压治疗后，其血容量会减少。这可使尿酸在肾脏的重吸收增加，从而增加血中尿酸的含量。高尿酸血症的患者不一定有明显的临床症状。但如果血尿酸的水平长期居高不下，则患者易患痛风症。本病除了进行必要的药物治疗外，适宜的中医食疗也很重要。

黄花粥

【组成】黄花菜 10g，粳米 100g。

【制法用法】将黄花菜发开，择净，切细；粳米淘净，放入锅中，加清水适量煮粥，待沸后下黄花菜、食盐等，煮至粥熟服食。每日 1 剂。

【功效主治】降压，降尿酸。适用于高血压合并高尿酸血症患者。

百合白米粥

【组成】百合 30g，粳米 50g，冰糖适量。

【制法用法】将百合、粳米淘净，同放锅中，加清水适量，煮至粥熟时，调入捣碎的冰糖，再煮一二沸服食。每日 1 剂。

【功效主治】清热补中，滋阴益气。适用于高血压合并高尿酸血症患者。

枇杷茶

【组成】枇杷叶。

【制法用法】新鲜枇杷叶，晾干制成茶叶。平时代茶饮。

【功效主治】泄热下气，和胃降逆。适用于高血压合并高尿

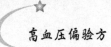

酸血症患者。

清炒胡萝卜

【组成】胡萝卜450g，香菜梗6g，花椒5粒，大葱5g，生姜5g，精盐、黄酒、味精、精制植物油、鲜汤各适量。

【制法用法】将胡萝卜洗净切成细丝；将生姜、大葱洗净切成丝；将香菜洗净切成段；置炒锅于火上，放油烧至四成热时，放入花椒炸出香味；再加入葱、生姜丝、胡萝卜丝翻炒片刻，再烹入鲜汤，加入黄酒、精盐、味精炒熟，再加入香菜梗翻炒即成。佐餐食用。

【功效主治】补中益气。适用于高血压患者饮食调理，并能辅助治疗痛风。

七、合并脑卒中

实践证明，高血压是脑血管疾病最重要的发病因素。在所有脑卒中的患者中，至少有50%的人是由高血压引起的，尤其是危险的出血性脑卒中（脑溢血）。脑卒中的危险性与收缩压的高低有直接的关系，而血压降低可有效地减少初次脑卒中的发病率。

在临床上，血压升高是急性脑卒中患者常见的症状。在脑卒中的早期，过于积极的降压治疗也常常会给患者带来危害。研究证实，患者在脑卒中的早期其血压升高和脑神经丧失的严重程度并无关系。尤其是当患者出现脑梗死时，在其脑部梗死中央的核心周围，围绕着一圈（一层）尚有神经细胞存活的"缺血性边缘区"（也叫半暗带）。此处血液供应已经受到影响，只有被动地依靠较高的血压来维持血液供应。此时如果过度降压，势必会进一步影响该处的血液灌注，使梗死的面积扩大。需要了解的是，如果长期血压升高，可加重患者脑部的缺血状态，导致脑水肿的形成和颅内压升高，使患者脑梗死的面积扩大。由此可见，在脑卒中的早期，调节好血压是治疗脑卒中的关键，除非是严重的高血压，一般不主张在脑卒中早期对患者进行降压治疗。本病除了进行必要的药物治疗外，适宜的中医食疗也很重要。

黄芪桂枝五物粥

【组成】黄芪、生姜各 15g，炒白芍、桂枝各 10g，粳米 60g，大枣 4 枚。

【制法用法】先将黄芪、生姜、白芍、桂枝加水煎取浓汁，去渣；再用粳米和大枣加水煮粥，粥成后加入药汁。早餐食用。

【功效主治】益气养血通络。适用于高血压合并脑卒中后遗症患者。

桂圆山楂粥

【组成】桂圆肉、山楂片各 15g，粳米 50g。

【制法用法】将粳米淘净，与桂圆肉、山楂片一同加水煮粥，待粥将成时加入调味品即可。每日 1 次食用。

【功效主治】益气健脾，活血化瘀。适用于高血压病合并脑卒中后遗症患者。

枸杞羊肉粥

【组成】枸杞子 30g，羊肾 1 个，羊肉 50g，粳米 50g，调料适量。

【制法用法】将羊肾去臊膜，洗净，切片；羊肉切片，加枸杞子与调料先煮 20 分钟，再放入粳米煮成粥。每日晨起服用。

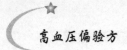

【功效主治】补肾，养血，通脉。适用于高血压病合并脑卒中后遗症患者。

栗子桂圆粥

【组成】栗子 10 个，桂圆肉 15g，粳米 50g。

【制法用法】将栗子去壳，切成碎块，与粳米一同放锅中，加水煮粥，将熟时放入桂圆肉。每日早餐食用。

【功效主治】补肝肾，强筋骨，通血脉。适用于高血压合并脑卒中后遗症患者。

牛筋当归汤

【组成】牛蹄筋、当归各 50g，葱、姜、盐、味精各适量。

【制法用法】将牛蹄筋、当归、葱段、姜片一同放入砂锅中，加清水适量，用文火炖至牛蹄筋熟烂，拣出当归和葱、姜，加味精、精盐即可。佐餐食用。

【功效主治】补肝强筋，养血活络。适用于高血压合并脑卒中后遗症患者。

黄芪猪肉汤

【组成】黄芪 30g，瘦猪肉 50g，当归 10g，大枣 6 枚。

【制法用法】将黄芪、当归加水煎煮，去渣取汁，与猪肉、大枣一同炖汤，熟后加盐调味。佐餐食用。

【功效主治】益气活血，化瘀通络。适用于高血压合并脑卒中后遗症患者。

黑豆蚯蚓汤

【组成】黑豆、蚯蚓、独活各 10g。

【制法用法】将上 3 味一同放入砂锅中加水适量煎煮，去渣取汁。每日早、晚分 2 次服用。

【功效主治】活血通络，除痹止痛。适用于高血压合并脑卒中患者。

天麻钩藤白蜜饮

【组成】天麻 10g，钩藤 12g，全蝎 4g，白蜜适量。

【制法用法】将天麻、全蝎加水煎煮 20 分钟，再加入钩藤炖煮 10 分钟，去药渣，与白蜜混匀。每日早、晚分 2 次服。

【功效主治】清热平肝，息风止痉。适用于高血压合并脑卒中患者。

羊乳饮

【组成】羊乳 250ml，竹沥水 15ml，蜂蜜 20g，韭菜汁 10ml。

【制法用法】将羊乳煮沸后，加竹沥水、蜂蜜、韭菜汁，再煮沸即可。每日分 2 次饮用。

【功效主治】豁痰散瘀。适用于高血压合并脑卒中后遗症患者。

醋蛋

【组成】鲜鸡蛋 1 个，米醋 200g。

【制法用法】将米醋装入大口瓶中，放入鸡蛋，浸泡 48 小时，蛋壳软化，蛋清、蛋黄外仅剩一层薄皮时，用筷子将其挑破，搅匀

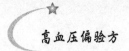

即可。每日清晨取 40g，开水冲服。

【功效主治】健脑益智。适用于高血压合并脑卒中患者。

天麻煮豆腐

【组成】天麻 10g，豆腐适量。

【制法用法】将天麻洗净打碎，加水煮沸，放入豆腐。食豆腐，喝汤。

【功效主治】清热平肝，息风定惊，健脾化痰。适用于高血压合并脑卒中患者。

牵正独活酒

【组成】独活 50g，白附子 10g，大豆 200g，白酒 1000ml。

【制法用法】先将大豆烧熟，再将前 2 味药共捣粗末，用白酒煎至沸腾后，再煮 30 分钟，去渣备用。每次服 10ml，每日 2 次。

【功效主治】祛风通络。适用于高血压合并脑卒中后遗症患者。

酒煎芝麻壳方

【组成】芝麻外壳 25g，黄酒适量。

【制法用法】用酒煎煮芝麻壳，滤取汁液。趁热饮用，然后盖被卧床，取得微汗。

【功效主治】活血通络。适用于高血压合并脑卒中患者。

猪脑炖天麻

【组成】猪脑 1 个，天麻 10g。

【制法用法】将猪脑、天麻一同放入砂锅中，加水适量，用小火炖煮 1 小时即成。每日 1 剂，去药渣分次调味服食。

【功效主治】清热平肝，息风定惊。适用于高血压合并脑卒中患者。

天麻鲤鱼

【组成】天麻片 10g，鲤鱼 1 条。

【制法用法】将天麻片与鲤鱼一同煮汤。佐餐食用。

【功效主治】平肝息风，定惊止痛。适用于高血压合并脑卒中患者。

小贴士

高血压晚期易患的并发症

若血压持续增高多年不降，动脉壁由于长期缺氧、营养不良，动脉内膜通透性增高，内膜及中层被血浆蛋白渗入，渗入管壁的血浆蛋白逐渐凝固发生透明样变，血管壁因透明变性而发生硬化。硬化的小动脉管壁日渐增厚而失去弹性，管腔逐渐狭窄甚至闭塞，从而导致血压特别是舒张压的持续性升高。

小动脉硬化病变常见于肾、脾、脑、肝、心、胰、肾上腺、甲状腺、横纹肌以及视网膜等器官组织中，各脏器血管病变程度不大一样，通常以心、脑、肾等处的病变最为严重，故脑出血、心力衰竭、肾功能衰竭是高血压病晚

期最常见的严重并发症。

总之，高血压病晚期并发症都是很严重的，这要求我们认真做好高血压病的防治工作。对慢性高血压患者，应提高警惕，除平时注意观察血压的波动外，还应经常检查心、脑、肾的功能情况，做到早发现、早诊断、早治疗。

第三章　中药外用偏验方

一、足部敷贴偏验方

桃杏双仁方

【组成】桃仁、杏仁各 12g，栀子 3g，胡椒 7 粒，糯米 14 粒。

【制法用法】取上药共同捣烂，加入适量的鸡蛋清调成糊状。分 3 次用，于每晚睡前敷贴于两足涌泉穴，用纱布包扎，胶布固定，次日早晨去掉。一般 6 次为一个疗程。

【功效主治】活血通络，清热降压。适用于各种证型的高血压患者。

附子生地方

【组成】盐附子和生地各 30g。

【制法用法】将盐附子和生地捣烂混匀，用少许鸡蛋清调成糊状。每晚睡前敷贴于双足涌泉穴，用纱布包扎，胶布固定，次日早晨去掉。

【功效主治】引火下行，清热降压。适用于各种证型的高血压患者。

蓖麻方

【组成】蓖麻子仁 7 个。

【制法用法】将蓖麻子仁捣烂，加少许面粉制成饼，敷于双足涌泉穴，用纱布包扎，胶布固定。每日换敷 1 次。

【功效主治】清热降压。适用于各种证型的高血压患者。

莲心冰片方

【组成】莲子心 3g，冰片 2g。

【制法用法】将莲子心和冰片共研为细末，用米醋适量调成糊状，贴敷于双足涌泉穴上，用纱布包扎，胶布固定。睡前贴上，早晨除去，连用 10 日。

【功效主治】清热降压。适用于各种证型的高血压患者。

吴萸方

【组成】吴茱萸 100g，食醋适量。

【制法用法】将吴茱萸研为细粉，装瓶备用。睡前用热水泡脚洗脚后，取吴茱萸粉 20g，用适量食醋调成黏稠糊状，摊于两块大小适当的塑料片上，分敷于两足心涌泉穴处，药糊紧贴足心皮肤，用纱布包扎，绷带固定，第二天晨起除去。再敷时须换药。每夜敷 1 次，连用 3~5 次。轻症者可隔数日敷 1 次。

【功效主治】温中燥湿，清热降压。适用于各种证型的高血压患者。

吴萸肉桂方

【组成】吴茱萸、肉桂各 100g，鸡蛋清适量。

【制法用法】将吴茱萸、肉桂共研细粉，混合均匀，装瓶备用。睡前用热水泡脚洗脚后，取药粉20g，用适量蛋清调为黏稠糊状，摊于两块大小适当的塑料片上，分敷于两足心涌泉穴处，用纱布包扎，绷带固定，第二天晨起除去。每夜敷1次，连用5~10次。轻症者可隔数日敷1次。

【功效主治】疏肝下气，清热降压。适用于各种证型的高血压患者。

桃仁胡椒方

【组成】桃仁150g，胡椒50g，鸡蛋清适量。

【制法用法】将桃仁、胡椒共捣细烂，装瓶备用。睡前用热水泡脚洗脚后，取药粉20g，用适量蛋清调为黏稠糊状，摊于两块大小适当的塑料片上，分敷于两足心涌泉穴处，用纱布包扎，绷带固定，第二天晨起除去。每夜敷1次，连用5~10次。轻症者可隔数日敷1次。

【功效主治】清热降压。适用于各种证型的高血压患者。

二、药枕降压偏验方

菊花枕

【组成】白菊花2000g。

【制法用法】将菊花充分晒干或烘干，装入枕芯，外罩枕套，制成药枕。

【功效主治】疏风清热，平肝降压。适用于肝火亢盛等类型的高血压患者。

决明子枕

【组成】决明子 3000g。

【制法用法】将决明子洗净晒干，装入枕芯，外罩枕套，制成药枕。

【功效主治】清热明目降压。适用于肝阳上亢等类型的高血压患者。

夏枯草枕

【组成】夏枯草 2000g。

【制法用法】将夏枯草充分晒干或烘干，装入枕芯，外罩枕套，制成药枕。

【功效主治】清肝火，降压。适用于肝阳上亢等类型的高血压患者。

茶叶枕

【组成】饮用后的苦丁茶或清茶的茶叶渣 2000g。

【制法用法】将茶叶渣充分晒干，装入枕芯，外罩枕套，制成药枕。

【功效主治】清热泻火，平肝降压。适用于肝火亢盛或肝阳上亢型高血压患者。

桑菊薄荷枕

【组成】桑叶 1000g，菊花 1000g，薄荷 100g。

【制法用法】将上述原料充分晒干，揉碎拌匀，装入枕芯，外罩枕套，制成药枕。

【功效主治】疏风散热，清利头目，平肝降压。适用于肝火亢盛或肝阳上亢型高血压患者。

桑菊辛夷薄荷枕

【组成】桑叶、白菊花、辛夷各 500g，薄荷 200g。

【制法用法】将上述原料充分晒干，揉碎拌匀，装入枕芯，外罩枕套，制成药枕。

【功效主治】疏风通窍，清利头目，平肝降压。适用于肝火亢盛或肝阳上亢型高血压患者。

明矾药枕

【组成】明矾 3000g。

【制法用法】将明矾捣为花生米大小的碎粒，装入枕芯，外罩枕套，制成药枕。

【功效主治】燥湿祛痰。适用于痰湿内蕴型高血压患者。

晚蚕沙枕

【组成】晚蚕沙 2000g。

【制法用法】将晚蚕沙充分晒干，装入枕芯，外罩枕套，制成药枕。

【功效主治】祛风除湿，和胃化浊。适用于痰湿内蕴型高血压患者。

野菊竹叶薄荷枕

【组成】野菊花 1000g，竹叶 300g，薄荷 200g。

【制法用法】将上述原料充分晒干，装入枕芯，外罩枕套，

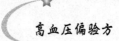

制成药枕。

【功效主治】疏风清热，清利头目，平肝降压。适用于肝火亢盛、肝阳上亢等类型高血压患者。

罗布麻冰片枕

【组成】罗布麻叶 1500g，冰片 20g。

【制法用法】将罗布麻叶充分晒干，加入研为粉状的冰片，拌匀，装入枕芯，外罩枕套，制成药枕。

【功效主治】清利头目，平肝降压。适用于肝火亢盛、肝阳上亢等类型高血压患者。

保健长寿药枕

【组成】冬桑叶 100g，杭菊花 100g，香白芷 60g，丁香 30g，川芎 60g，远志 60g，决明子 60g，灵磁石 60g，石菖蒲 60g，合欢花 60g，夜交藤 60g，灯心草 10g，牡丹皮 30g，白檀香 20g，冰片 10g。

【制法用法】上药共研粗末，用长 50cm、宽 40cm 的布袋装好，作一般睡枕使用。

【功效主治】清利头目，平肝降压。适用于肝火亢盛、肝阳上亢等类型高血压患者。

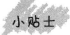

使用药枕的注意事项

（1）各种药枕的功效不同，使用时应根据自己的证候类型，选择合适的药枕。

（2）为保证药枕的效果，应定期更换枕芯中装入的药物。一般可 3~6 个月更换 1 次。

（3）为防止药枕中的药物受潮霉变，药枕须常晒太阳。

三、药浴降压偏验方

怀牛膝川芎方

【组成】怀牛膝、川芎各 30g，天麻、钩藤（后下）、夏枯草、吴茱萸、肉桂各 10g。

【制法用法】将上药加水 2000ml 煎煮，水沸后 10 分钟。取汁趁温热浴足 30 分钟，上、下午各 1 次。2~3 周为 1 个疗程。

【功效主治】适用于高血压患者。

天麻钩藤方

【组成】天麻 9g，钩藤（后下）12g，石决明（先煎）18g，栀子 9g，黄芩 9g，川牛膝 12g，杜仲 9g，益母草 9g，桑寄生 9g，夜交藤 9g，茯神 9g。

【制法用法】将上药煎取汁 2000ml，待温度适宜时浸泡双足，浸至丰隆穴，约 30 分钟水不温后，用干毛巾抹净双足即可。每

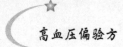

日 1 次。

【功效主治】适用于原发性高血压患者。

夏枯草牛膝方

【组成】夏枯草、牛膝、茺蔚子、决明子各 15g，当归 10g，红花 5g，肉桂 5g。

【制法用法】将上药用纱布包裹，浸入热水中。早晚各 1 次泡脚。每次 20~30 分钟，疗程为 4 周。

【功效主治】适用于高血压患者。

明矾钩藤方

【组成】明矾 50g，钩藤 30g，茺蔚子 30g，糯米粉 30g。

【制法用法】将以上 4 味中药共研成细末，密贮备用。取上药粉放入足浴盆中，加沸水 1500ml，待明矾溶化（约 10 分钟）后，熏洗双足，待水温降至皮温能承受时，再将双足放入盆中浸泡。每日 30~45 分钟，每日 1 或 2 次，30 日为 1 个疗程。

【功效主治】适用于原发性高血压患者。

牛膝钩藤方

【组成】牛膝、钩藤各 30g。

【制法用法】水煎药液半脸盆，可不断加热水保持水温，加至满盆为止。每日晨起和晚睡前浴足，每次 30~40 分钟，以不适症状减轻或消失为 1 个疗程。

【功效主治】适用于高血压患者。

吴茱萸浴汤

【组成】吴茱萸 30g。

【制法用法】先用水 1000ml，煎吴茱萸 30 分钟左右，然后加够浴足水量，至温度合适，即可浴足。每日 1 次，或与热水浴足法交替施行。

【功效主治】适用于高血压患者。

桂枝浴汤

【组成】桂枝 50g。

【制法用法】用纱布包桂枝，入盆内，先加水 1000ml，煎 30 分钟左右，去渣后，再加够浴足水量，至温度合适，即可浴足。每日 1 次，或与热水浴足法交替施行。

【功效主治】适用于高血压患者。

白矾浴汤

【组成】白矾 50g。

【制法用法】先用水 1000ml，烧开，将白矾放入，溶化后，再加够浴足水量，至温度合适，即可浴足。每日 1 次，或与热水浴足法交替施行。

【功效主治】适用于高血压患者。

生姜浴汤

【组成】生姜 30g。

【制法用法】将生姜切片，先加水 1000ml，煎 20 分钟左右，再加够浴足水量，至温度合适，即可浴足。每日 1 次，或与热水

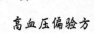

浴足法交替施行。

【功效主治】适用于高血压患者。

钩藤浴汤

【组成】钩藤 30g。

【制法用法】用纱布包钩藤,入盆内,先加水 1000ml,煎 15 分钟左右,去渣后,再加够浴足水量,至温度合适,即可浴足。每日 1 次,或与热水浴足法交替施行。

【功效主治】适用于高血压患者。

白芥子浴汤

【组成】白芥子 30g。

【制法用法】将白芥子研为粗末,先加水 1000ml,煎 15 分钟左右,再加够浴足水量,至温度合适,即可浴足。每日 1 次,或与热水浴足法交替施行。

【功效主治】适用于高血压患者。

小贴士

高血压患者日常自我保健方法

1. 自我保健

首先可以安排一些有益于身心健康、消除紧张因素、保持血压稳定的活动。如种花草、养鸟养鱼、听音乐、学书法、绘画、钓鱼等,均可陶冶情操,宁心怡神。

2. 按摩保健

按摩头部，用两手示指或中指擦抹前额，再用手掌按擦头部两侧太阳穴的部位，然后将手指分开，由前额向枕后反复梳理头发，每次 5~10 分钟。按摩头部可以清头目，平肝阳，使头脑清醒，胀痛眩晕感消减，头部轻松舒适，血压随之下降。

3. 洗脚敷药

晚上临睡前用温水洗脚泡脚，洗泡过程中可以按脚心涌泉穴，揉搓脚趾，洗后将药粉（牛膝 30g，吴茱萸 5g，研为细末，分 10 次外用）用醋调后以胶布外敷于足心，第二天清晨除去。洗脚敷药具有补肝肾、平肝阳、引火归原的作用，对顽固性高血压有效。

4. 倒捏脊

俯卧位，请家属或助手从大椎向腰部方向捏脊。用两手示指和拇指沿脊柱两旁，用捏法把皮肤捏起来，边捏边向前推进，由大椎起向尾骶腰部进行，重复 3~5 遍。倒捏脊法可以舒通肾脉，降低血压。

5. 捏肚腹

患者仰卧，两手重叠加压，沿顺时针方向按揉腹部，每次 3~5 分钟。揉肚腹可以疏通腹气、健脾和胃、调节升降，有降压的作用。

6. 其他

可以进行日光浴、森林浴、泉水浴等自我保健活动。各项自我保健活动均应坚持长期进行才会有明显效果。

参考书目

《备急千金要方》

《奇效良方》

《解围元薮》

《证治准绳·类方》

《世医得效方》

《古今医鉴》

《校注医醇賸义》

《医方集宜》

《太平惠民和剂局方》

《太平圣惠方》

《普济本事方》

《仁斋直指方论（附补遗）》

《高血压吃什么速查手册》

《高血压病患者饮食调养》

《高血压饮食宜忌与中医调养》

辽宁中医杂志

中医杂志

黑龙江中医药

浙江中医杂志

福建中医药

广西中医药

河北中医

白求恩医科大学学报

中国中西医结合杂志

陕西中医

江西中医药

云南中医中药杂志

中国中医药信息杂志

上海中医药杂志

甘肃中医

实用中医药杂志

中医研究

中医函授通讯

上海医学

吉林中医药

中药材

四川中医

湖南中医学院学报

甘肃中医学院学报

新疆中医药

中国乡村医生

贵阳中医学院学报

湖南中医药导报

云南中医学院学报

浙江中医学院学报

中医外治杂志

中医药研究

陕西中医函授

中医药学报